AF474517

DU

LARYNGOSCOPE

ET DE SON EMPLOI

DANS

LES MALADIES DE LA GORGE

AVEC UN APPENDICE

SUR

LA RHINOSCOPIE

PAR

MORELL MACKENZIE

M. D. LOND., M. R. C. P.,

Médecin de l'hôpital pour les maladies de la gorge; médecin-adjoint et professeur suppléant de physiologie à London Hospital.

TRADUIT DE L'ANGLAIS SUR LA SECONDE ÉDITION

PAR

Le Docteur Émile NICOLAS

Membre titulaire et ancien secrétaire général de la Société impériale de médecine de Marseille,
Médecin de l'octroi, ancien interne des hôpitaux,
Lauréat de l'École de médecine, Médaille d'argent des hôpitaux, etc., etc.

AVEC FIGURES INTERCALÉES DANS LE TEXTE

PARIS

J.-B. BAILLIÈRE ET FILS

LIBRAIRES DE L'ACADÉMIE IMPÉRIALE DE MÉDECINE

19, rue Hautefeuille, près le boulevard Saint-Germain

1867

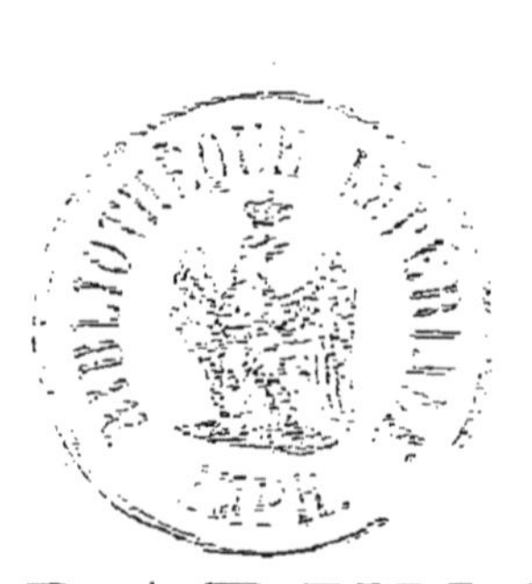

DU

LARYNGOSCOPE

PRINCIPAUX TRAVAUX DE M. MORELL MACKENZIE

ON THE TREATMENT of HOARSENESS and LOSS OF VOICE, by the direct application of Galvanism to the vocal Cords. London, T. Richards. 1 shilling.

ON ENLARGED TONSILS AND THEIR TREATMENT WITHOUT CUTTING : being the abstract of two Lectures delivered at the Hospital for the Throat. London H. K. Lewis. 1shilling.

ON DISEASES OF THE THROAT, illustrated with numerous coloured Lithographs. London, Robert Hardwicke.

PARIS. — IMP. SIMON RAÇON ET COMP., RUE D'ERFURTH, 1.

DU

LARYNGOSCOPE

ET DE SON EMPLOI

DANS

LES MALADIES DE LA GORGE

AVEC UN APPENDICE

SUR

LA RHINOSCOPIE

PAR

MORELL MACKENZIE

M. D. LOND., M. R. C. P.,

Médecin de l'hôpital pour les maladies de la gorge; médecin-adjoint et professeur suppléant de physiologie à London Hospital.

TRADUIT DE L'ANGLAIS SUR LA SECONDE ÉDITION

PAR

Le Docteur Émile NICOLAS

Membre titulaire et ancien secrétaire général de la Société impériale de Médecine de Marseille,
Médecin de l'Octroi, Ancien interne des hôpitaux,
Lauréat de l'École de Médecine, Médaille d'argent des hôpitaux, etc., etc.

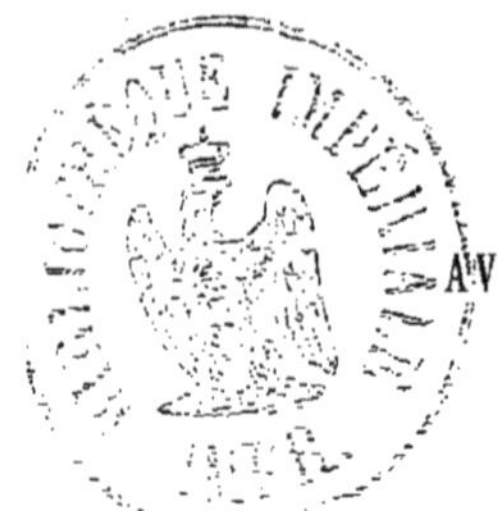

AVEC FIGURES INTERCALÉES DANS LE TEXTE

PARIS

J. B. BAILLIÈRE ET FILS

LIBRAIRES DE L'ACADÉMIE IMPÉRIALE DE MÉDECINE

19, rue Hautefeuille, près le boulevard Saint-Germain

1867

A MONSIEUR

LE DOCTEUR ÉMILE NICOLAS

Monsieur et cher confrère,

Permettez-moi de vous exprimer mes remercîments les plus sincères pour la manière si parfaite et si exacte avec laquelle vous avez traduit mon traité sur le laryngoscope.

Je suis convaincu que vous auriez fait plus d'honneur à votre talent si vous aviez écrit vous-même un ouvrage sur ce sujet, que vous connaissez si bien.

Tout en vous remerciant de la peine que vous avez prise en ma faveur, je ne puis cependant me dissimuler que mon petit travail ne peut un seul instant rivaliser avec les beaux ouvrages de Fauvel, de Moura-Bourouillou, d'Édouard Fournié, de Krishaber et autres auteurs français. Tout ce que je puis espérer, c'est que, comme preuve additionnelle de l'utilité du laryngoscope dans le traitement des affections de la gorge, il puisse être de quelque utilité à mes confrères de la France.

Agréez, monsieur et cher confrère, l'expression des sentiments distingués avec lesquels j'ai l'honneur d'être votre tout dévoué

MORELL MACKENZIE.

Londres, le 17 mai 1867.

PRÉFACE

DE L'ÉDITION ANGLAISE

Pendant l'année 1859 je fis une visite au professeur Czermak, à Pesth, et j'appris l'art de la laryngoscopie. Depuis cette époque j'ai consacré beaucoup de temps à cette nouvelle branche de la médecine pratique. Je pense que ce traité, — qui n'est qu'une simple ébauche, — montrera que je n'ai pas toujours travaillé en vain.

Je me suis arrêté à la partie théorique de la laryngoscopie d'une manière suffisante, mais je me suis surtout efforcé d'élucider ses applications pratiques. En entrant dans des détails minutieux sur le mode d'emploi du miroir laryngien, en décrivant avec soin les instruments et leur mode d'emploi, j'ai espéré rendre la laryngoscopie plus facile à comprendre et généraliser son emploi.

Je ne pouvais traiter la pathologie et le traitement des maladies du larynx en général sans sortir de l'objet de ce manuel. Je pense que dans peu de temps je pourrai soumettre au public médical ce sujet exposé avec tout le soin qu'il comporte.

Je ne laisserai point échapper cette occasion sans remercier les médecins qui m'ont fourni des observations, et tout particulièrement le docteur Frodsham, — qui est lui-même un laryngoscopiste habile, — pour son assistance dans plusieurs opérations délicates faites au moyen du miroir laryngien.

L'épuisement rapide de la première édition de ce traité, sa réimpression en Amérique et l'accueil favorable qui lui a été fait m'ont engagé à préparer avec soin cette nouvelle édition.

13, Weymouth Street, Portland Place, Londres, octobre 1866.

INTRODUCTION

Des monographies importantes ont été publiées en France sur la laryngoscopie. Les unes, celles de MM. Czermak et Türck, sont des éditions françaises de travaux allemands; les autres, celles de MM. Moura-Bourouillou et Fauvel, sont des œuvres éminemment françaises. Les études de M. Moura ont modifié la laryngoscopie, et ce médecin en appliquant la lumière artificielle directe, dont l'intensité est augmentée par une lentille, pour l'éclairage du miroir laryngien, a fait faire le premier pas important à la vulgarisation de la laryngoscopie en France. M. Fauvel, en adoptant le même ordre d'idées et en démontrant les avantages de ce mode d'éclairage, a puissamment aidé à établir cette méthode de laryngoscopie, que les Allemands et les Anglais appellent « méthode française. »

La question historique a été savamment traitée par M. Verneuil et par M. Guillaume. De nombreux articles de journaux et des observations ont été publiées par MM. Mandl, Krishaber, Follin, Guinier, Delore, etc., etc. M. Édouard Fournié a étudié les applications topiques sur le larynx et a écrit un ouvrage important sur la physiologie de la voix.

Je réunissais les matériaux pour faire une étude sur la laryngoscopie, dans laquelle j'aurais désiré résumer la question historique, décrire le mode d'emploi du miroir laryngien et les divers procédés d'éclairage ; passer surtout en revue les différentes opérations que l'on peut pratiquer sur le larynx avec l'aide du miroir laryngien et réunir enfin des observations pouvant servir à l'histoire pathologique du larynx, reconstituée sur des données cliniques positives. A ce moment je lus l'ouvrage de M. Morell Mackenzie ; il remplissait le but que je me proposais : je l'ai traduit.

Je n'ai pas cru devoir ajouter des notes, car c'est précisément parce que j'ai rencontré chez M. Morell Mackenzie une manière de voir analogue à la mienne que j'ai traduit son œuvre. Cependant sur deux points je ferai quelques réserves. M. Morell Mackenzie donne le nom de laryngoscope à l'appareil d'éclairage et au miroir laryngien réunis. Je pense qu'il est plus convenable d'appeler laryngoscope le miroir laryngien seul, et de séparer la source de lumière qui est indépendante et qui peut être soit naturelle, soit artificielle. D'un autre côté, l'auteur anglais pense que dans certains cas l'éclairage direct est d'un emploi plus avantageux et que dans d'autres, l'éclairage par réflexion est préférable. Je n'emploie habituellement que l'éclairage direct, et je crois que dans tous les cas son application est plus facile et plus sûre.

Quoique la laryngoscopie demande une étude spéciale, *elle ne constitue pas une spécialité*, c'est une méthode d'examen de plus qui s'offre au médecin. Elle est indispensable pour établir le diagnostic des maladies du larynx. Comme méthode d'examen, la laryngoscopie est d'une application facile et sa vulgarisation sera d'autant plus aisée que chacun peut en apprendre l'emploi sur lui-même. Quant aux opérations à pratiquer sous le miroir laryngien, elles demandent beaucoup d'habitude, mais les difficultés qu'elles présentent sont surmontées avec de la persévérance.

Je serai heureux si cette traduction peut contribuer à amener quelques progrès dans la thérapeutique des affections du larynx.

ÉMILE NICOLAS.
D. M. P.

Marseille, le 13 juin 1867.

TABLE DES MATIÈRES

CHAPITRE PREMIER.

HISTOIRE DE L'INVENTION DU LARYNGOSCOPE.

CHAPITRE II.

DESCRIPTION DU LARYNGOSCOPE.

CHAPITRE III.

L'ART DE LA LARYNGOSCOPIE.

CHAPITRE IV.

LE LARYNX A L'ÉTAT NORMAL, TEL QU'ON LE VOIT AVEC LE LARYNGOSCOPE.

CHAPITRE V.

PARTIES ACCESSOIRES DE LA LARYNGOSCOPIE.

CHAPITRE VI.

DE L'APPLICATION DES REMÈDES DANS LE LARYNX AU MOYEN DU LARYNGOSCOPE.

CHAPITRE VII.

OPÉRATIONS SUR LE LARYNX.

CHAPITRE VIII.

DE L'EMPLOI DES INSTRUMENTS LARYNGIENS ET QUELQUES REMARQUES SUR LA LARYNGOSCOPIE.

APPENDICE.

DE LA RHINOSCOPIE.

LE
LARYNGOSCOPE

CHAPITRE PREMIER

HISTOIRE DE L'INVENTION DU LARYNGOSCOPE

> Honour belongs to the first suggestion of a discovery, if that suggestion was the means of setting some one to work to verify it; but the world must ever look upon this last operation as the crowning exploit.
>
> BAIN.

On trouvera peut-être étonnant que ce ne soit qu'au milieu du dernier siècle qu'un instrument ait été inventé pour examiner la partie inférieure du pharynx pendant la vie, et qu'il ait fallu plus de cent ans pour que cet instrument, suffisamment simplifié, ait pu devenir d'une application générale. Le miroir dont se servent les dentistes est employé depuis un temps immémorial (1), et les tubes que l'on introduit dans les canaux s'ouvrant à la surface du corps, afin

(1) Dans le siècle d'Auguste, la chirurgie dentaire avait atteint un degré de perfection assez avancé, et l'on se servait de miroirs pour examiner la surface interne des dents. (Celse, *de Re medica*, lib. VII, cap. XII.)

de les explorer, sont aussi d'une origine fort ancienne (1).

Le fait de porter le miroir des dentistes de la bouche à la partie postérieure de la gorge, ne pouvait pas donner naissance au laryngoscope. D'un autre côté, le spéculum (qui est simplement un tube droit destiné à écarter les parois d'un canal, en ligne droite, pour donner accès aux rayons lumineux) n'était pas applicable à l'examen d'une partie située dans un point au-dessous de la ligne visuelle. C'était seulement en combinant deux éléments (réflexion et lumière) que l'on pouvait arriver à voir l'intérieur du larynx sur les sujets vivants. Si, à cette circonstance, vous ajoutez que depuis peu seulement les médecins essayent de séparer les maladies de la gorge de celles de la trachée, vous vous expliquerez pourquoi le laryngoscope n'a pas été inventé plus tôt. Toutefois, quelle qu'en soit la cause, on ne trouve aucune trace de cet instrument avant le milieu du dix-huitième siècle.

Levret. En 1743, et probablement quelques années avant, Levret, accoucheur français distingué, fut conduit, par son esprit inventif, à imaginer beaucoup d'instruments de chirurgie. Il cherchait principalement un moyen pour appliquer des ligatures sur les tumeurs polypeuses de la gorge, des fosses nasales, des oreilles, etc., etc. (2). Il n'est pas nécessaire de décrire ici les

(1) Ceux de mes lecteurs qui ont visité l'Italie peuvent avoir vu le spéculum trouvé dans les fouilles de Pompéi.

(2) *Mercure de France*. 1743, p. 2434. L'extrait du *Mercure de France*

instruments variés qu'il avait inventés en faisant ses recherches, il suffira seulement de faire remarquer qu'il se servait d'un spéculum différant beaucoup des nombreux *specula oris* employés à cette époque. Ce spéculum était formé par une plaque de métal polie qui réfléchissait les rayons lumineux dans la direction de la tumeur et qui, en même temps, recevait l'image de la lésion sur sa surface réfléchissante. Il est évident que Levret ne vit dans ce miroir qu'un simple accessoire à ce qu'il considérait comme beaucoup plus important, c'est-à-dire sa méthode d'appliquer les ligatures, et qu'il n'en comprit pas la valeur comme moyen de diagnostic dans les maladies du larynx. Ce sujet fut entièrement perdu de vue, et ce ne fut que cinquante ans plus tard qu'il excita de nouveau l'attention.

Bozzini. Le docteur Bozzini, de Francfort-sur-le-Mein, fit en Allemagne beaucoup de bruit, avec son invention pour éclairer les divers canaux du corps. Vers l'année 1804, il fit connaître son idée, qui fut d'abord accueillie fort légèrement.

qui relate l'emploi du spéculum, forme le premier article de l'appendice de l'ouvrage bien connu de Levret, *l'Art des accouchements* (2e édition, Paris, 1761). Dans cet article, le mot « gozier » est employé une fois, et « gosier » une autre. Dans le dernier cas, l'expression employée est— « Mais pour en appliquer l'usage (il s'agit de l'instrument pour porter la ligature) aux polypes du gosier, situé derrière le voile du palais, il a fallu pratiquer .. » Il paraîtrait, par cette citation, que Levret, en se servant du mot gosier, voulait dire narines postérieures. Un tel emploi du mot serait exceptionnel, et il est beaucoup plus probable qu'il l'employait pour dire la gorge en général. Dans la troisième édition de Levret (la seule que j'aie pu consulter), l'extrait du *Mercure de France* qui est cité plus haut, d'après la seconde édition, a été omis.

Peu à peu la renommée du médecin s'étendit, la valeur de son invention fut beaucoup exagérée, et non seulement la presse professionnelle, mais encore les journaux politiques et littéraires, en firent les plus grands éloges. En 1807, Bozzini publia un ouvrage sur son invention, intitulé : *le Conducteur de la lumière, ou description d'un appareil simple pour l'éclairage des cavités internes du corps des animaux vivants* (1).

A cette époque, le public fut encore plus impressionné de la valeur de l'invention de Bozzini. On propagea l'idée absurde que son appareil permettait aux praticiens d'examiner non-seulement les cavités qui viennent s'ouvrir à la surface du corps, mais même les viscères internes. Il n'y avait rien dans l'ouvrage, si ce n'est peut-être son titre trop ambitieux, qui pût encourager cette idée; quoi qu'il en soit, la critique des médecins fut sévère. Il est curieux de noter l'opposition que rencontra cette invention dans la ville même d'où les premières et les plus importantes observations laryngoscopiques sont sorties plus tard. Les membres de la Faculté de médecine de Vienne, d'accord avec ceux de l'Académie Joseph, émirent une opinion très-défavorable pour l'invention du docteur Bozzini. Ils firent précéder leur critique des remarques suivantes : « que l'on était arrivé probablement à des conclu-

(1) *Der Lichtleiter, oder Beschreibung einer einfachen Vorrichtung, und ihrer Anwendung zur Erleuchtung innerer Höhlen, und Zwischenräume des labenden animalischen Körpers*, von Philipp Bozzini, der Medizin und chirurgie Doctor, mehrerer gelehrten Gesellschaften Mitgliede, u. s. w. 23 Seiten in-fol. Weimar, 1807, mit Kupfern.

sions prématurées sur l'emploi des instruments ; » et « qu'il y aurait peut-être un déboursé d'argent (!!), qui pourrait être après regretté ! » Enfin ils dirent que : « l'examen ne porterait que sur des parties du corps très-limitées et sans importance ; » que « le point éclairé était si petit, son diamètre ne dépassant jamais un pouce, que si l'observateur ne connaissait pas avant parfaitement ce qu'il avait à voir, il ne saurait jamais dire qu'elle partie du corps était présentée à son examen (1). » Tel est l'accueil qui fut fait à l'invention de Bozzini ; sa description (2) montrera qu'elle méritait un meilleur sort. L'appareil était formé de deux parties essentielles : 1° une espèce de lanterne ; 2° une série de tubes métalliques (*specula*) destinés à être introduits dans les divers canaux du corps. La lanterne, en forme de calice, était en fer-blanc ; au centre se trouvait une petite bougie en cire. Le haut de l'appareil était couvert ; mais une large ouverture sur la partie supérieure et plusieurs trous à la base fournissaient un courant d'air suffisant pour la combustion de la bougie. Cette dernière était fixée dans un tube de métal et poussée en haut par un ressort semblable à celui employé dans la lampe de Palmer. Sur les côtés de l'appareil il y avait deux trous arrondis placés vis-à-vis, l'un plus large que l'autre. Au plus petit était fixé un oculaire, au plus large le spéculum était adapté.

(1) *Salzburg med. chirurg. Zeitung*. Feb. 25, 1807.

(2) Je n'ai pas pu trouver l'ouvrage de Bozzini ; mais un résumé a paru dans la *Gazette médico-chirurgicale de Salzbourg* (26 fév. 1807), et dans le dix-septième volume du *Journal der praktische Arzenerkunde* de Hufeland. Cette dernière publication est illustrée de planches.

La flamme de la bougie était juste au-dessus du niveau de ces deux ouvertures. L'orifice du spéculum (tube de fer-blanc ou d'argent poli) était toujours de la même grandeur, mais le diamètre du tube variait suivant le canal dans lequel il devait être introduit. L'appareil avait 13 pouces de haut, deux d'avant en arrière et trois d'un côté à l'autre. Ces dimensions furent jugées nécessaires afin qu'il y eût un espace suffisant pour que la bougie brûlât avec fermeté et que la lanterne ne devînt pas trop chaude. L'oculaire était réglé de manière que toutes les parties étaient cachées à l'œil, à l'exception de celle qu'éclairerait le spéculum. On remarquera que la lanterne doublée d'étain à l'intérieur constituait, en fait, deux miroirs concaves, l'un en avant et l'autre en arrière de la bougie. Le réflecteur postérieur (si cette expression peut être employée) était perforé d'un trou pour recevoir l'oculaire, et l'antérieur d'un autre pour le spéculum. Il n'est pas nécessaire d'entrer dans des détails concernant les différents canaux qui pouvaient être examinés avec ce « simple appareil. » Mais la citation suivante (1) montrera que les données pour faire un examen laryngoscopique furent parfaitement appréciées par Bozzini : « *si une personne désire voir une partie de la gorge*, (2) ou bien derrière le voile du palais, dans les fosses nasales postérieures, les rayons lumineux doivent être brisés, *et*

(1) Hufeland's *Journal der praktischen Arzeneikunde*. Bd XVII, 5. 116.

(2) Le mot employé est « Schlund. » Ce terme est maintenant employé pour pharynx, mais il est souvent usité pour exprimer la gorge en général, et Hilpert le considère comme synonyme de « Kehle, » larynx.

un miroir devient nécessaire pour l'éclairage et la réflexion. » En employant la lumière réfléchie, Bozzini divisa le spéculum par une cloison verticale, de sorte qu'il y eut, en fait, deux canaux et deux miroirs. L'un de ces miroirs devait réfléchir la lumière, l'autre recevoir l'image. Nous savons maintenant que cette disposition n'est pas nécessaire et qu'un seul miroir suffit. La figure ci-jointe montre le spéculum de Bozzini ; il présente une grande ressemblance avec l'instrument inventé plus tard par Avery. (Voir fig. 3.)

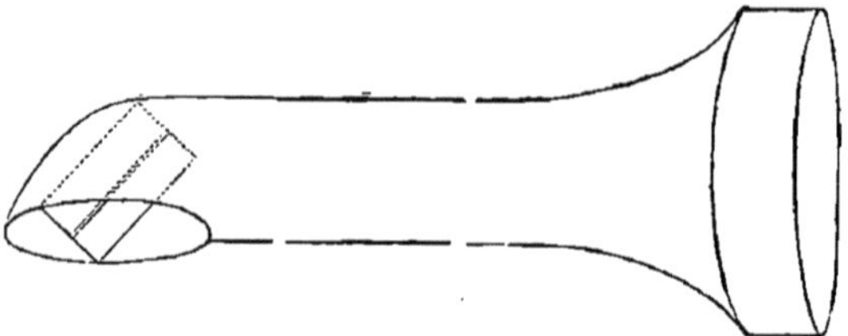

Fig. 1. — Spéculum laryngien de Bozzini (d'après Hufeland).

Le spéculum était divisé par une cloison verticale et deux miroirs étaient placés à son extrémité. Dans le dessin, dont celui-ci est une copie, les miroirs sont dirigés en haut comme ils le seraient pour la rhinoscopie.

Cet appareil ingénieux cessa bientôt d'attirer l'attention, et même son existence, au point de vue historique, était encore entièrement perdue de vue plusieurs années après l'invention du laryngoscope moderne. Faut-il attribuer cet oubli à une attente exagérée déçue, au désappointement du public après l'opposition des médecins, ou bien à quelque défaut dans la construction de l'appareil ? Il est aujourd'hui impossible de le dire ; mais probablement toutes ces causes réunies contribuèrent à amener le même résultat. Les éléments de la laryngoscopie étaient sans doute contenus dans « le conducteur de la lumière ; » mais, comme l'a remarqué avec justesse (1) un des plus grands écrivains modernes, « aucun art n'est complet à moins qu'un autre art, celui de construire les instruments et de les approprier à leur destination, ne soit associé à lui. » Pour la découverte actuelle, les instruments n'étaient pas parfaitement appropriés au but qu'on voulait atteindre et bientôt leur existence même sortit de la mémoire des médecins.

Cagniard de Latour. En 1825, M. Cagniard de Latour, le successeur de Savart à l'Académie des sciences de France, et comme lui un infatigable expérimentateur sur la physiologie de la voie, fit une tentative infructueuse pour examiner le larynx pendant la vie (2). Son essai est ainsi décrit dans le numéro 225 de *l'Institut* : « M. Cagniard de Latour introduisit un petit miroir à la partie postérieure de la gorge, espérant qu'avec l'aide des rayons solaires et d'un second miroir, il pourrait voir l'épiglotte et même la glotte ; par ce moyen il ne put voir que l'épiglotte, et encore imparfaitement. »

Senn. Dans l'année 1827, vingt ans après la publication de Bozzini, le docteur Senn (de Genève) tenta d'examiner le larynx d'une jeune fille atteinte de suffocation et d'une dysphagie extrême. Le cas n'était pas favorable et le résultat fut négatif. Mais comme le docteur Senn n'employa aucun moyen pour projeter

(1) John Stuart Mill, *System of Logic*. Introduction, § 7.
(2) Ed. Fournié, *Physiologie de la voix*. Paris, 1866, p. 352.

la lumière dans le larynx, il n'était pas probable que ses efforts pussent réussir. Il n'avait pas compris, comme Bozzini avant lui et Babington après, qu'en laryngoscopie deux facteurs (éclairage et réflexion) doivent toujours être employés. Les remarques du docteur Senn sur ce sujet sont les suivantes : « J'avais un petit miroir destiné à être introduit à la partie postérieure du pharynx ; par ce moyen j'essayai de voir la partie supérieure du larynx, — la glotte ; mais j'abandonnai cet instrument à cause de sa petite dimension. Cependant je pense que cette méthode pourrait être employée avec avantage chez les adultes, et que, dans certains cas de phthisies laryngées, il pourrait aider au diagnostic (1). » Quoique cet essai ait été fait en 1827, il ne fut publié qu'à la fin de 1829. Même alors l'emploi du miroir ne fut pas relaté dans le texte du rapport, mais fut simplement ajouté en note. L'observation présentait un intérêt considérable par sa physionomie générale, et spécialement parce que c'était une des premières dans laquelle il était question d'une canule ayant demeuré dans la trachée pendant un temps assez long. Il faut encore remarquer que cette observation avait été communiquée à l'Académie des sciences le 10 décembre 1827 (2), et que, dans le résumé de cette séance, qui fut publié, il n'est fait aucune mention de la tentative de laryngoscopie.

Babington. Pendant l'année 1829 (3), le docteur Ben-

(1) *Journal des progrès.* 1829, p. 231 (note).
(2) *Journal général de médecine.* Tome CII, janvier 1828.
(3) *Lond. Med. Gazette.* Vol. III, p. 555, London, 1829.

jamin Guy Babington montra à la Société huntérienne de Londres un instrument ressemblant beaucoup au laryngoscope aujourd'hui en usage. Ce médecin se servit de deux miroirs: le plus petit devait recevoir l'image laryngienne; l'autre, le plus large, devait concentrer les rayons solaires sur le premier. Le sujet tournait le dos au soleil, le miroir éclairant (un miroir à main ordinaire), étant tenu avec la main gauche, le miroir laryngien — en verre étamé — était introduit avec la main droite. Un mécanisme très-simple unissait le miroir laryngien à un abaisse-langue. Par ce moyen on s'efforçait de surmonter un des plus sérieux obstacles de la laryngoscopie. Un ressort, placé entre la tige du miroir laryngien et la spatule, était fixé de manière qu'en rapprochant les deux manches, on déprimait la langue. Plus tard (entre les années 1829 et 1835), le docteur Babington abandonna la combinaison du miroir uni à la spatule, et employa des miroirs d'une ressemblance parfaite avec ceux qui sont maintenant en usage. Les miroirs furent faits en acier poli et inclinés sur leur tige sous un angle de 120 degrés. Quoique le docteur Babington se soit servi de son laryngoscope sur beaucoup de malades, on ne trouve aucune observation dans laquelle l'emploi de l'instrument soit signalé.

La date de la publication d'une découverte sert généralement à assurer la priorité à son inventeur. Aussi, Babington doit-il être regardé comme l'inventeur du laryngoscope. En effet, tandis qu'une relation de son invention était publiée à Londres en mars 1829, l'essai de Seen pour examiner le larynx ne fut publié à Paris qu'après le mois d'août de la même année (1). Les titres de Babington reposent aussi sur une base plus scientifique, car, tandis que Seen essayait d'employer un *miroir laryngien*, Babington inventait le laryngoscope. Avec le miroir seul il était impossible de voir l'intérieur du larynx; mais lorsqu'on se servit en même temps d'un système d'éclairage, l'examen devint, sinon facile, du moins possible. La seule différence entre la méthode de laryngoscopie du docteur Babington et celle usitée aujourd'hui consiste en ce que maintenant la lumière est projetée dans le larynx (ou plutôt sur le miroir laryngien) par un miroir circulaire attaché à la tête de l'opérateur, tandis qu'autrefois l'éclairage était obtenu par un miroir qu'il tenait à la main. Le docteur Babington ne paraît pas avoir employé la lumière artificielle, et ses miroirs étaient d'une construction peu perfectionnée. Ceux qui ont appris l'emploi du laryngoscope apprécieront aisément combien il est difficile d'éclairer le larynx avec un miroir tenu à la main, et, dans ce pays où souvent le soleil ne brille pas de plusieurs semaines, l'art de la laryngoscopie n'aurait jamais été florissant si la lumière artificielle n'eût été substituée à la lumière solaire.

Bennati. En 1832 (2), tandis que Babington travaillait

(1) La lettre du docteur Seen à l'éditeur du *Journal des progrès*, qui accompagnait l'observation, est datée d'août. Probablement elle ne fut publiée qu'un ou deux mois après.

(2) *Recherches sur le mécanisme de la voix humaine*, p. 37 (note). Bennati dit : « Au moyen d'un spéculum que j'ai imaginé. » Comme M. Trousseau parle des expériences de Bennati avec le miroir de Selligue, et comme il est hors de doute que Selligue ait inventé un miroir laryngien,

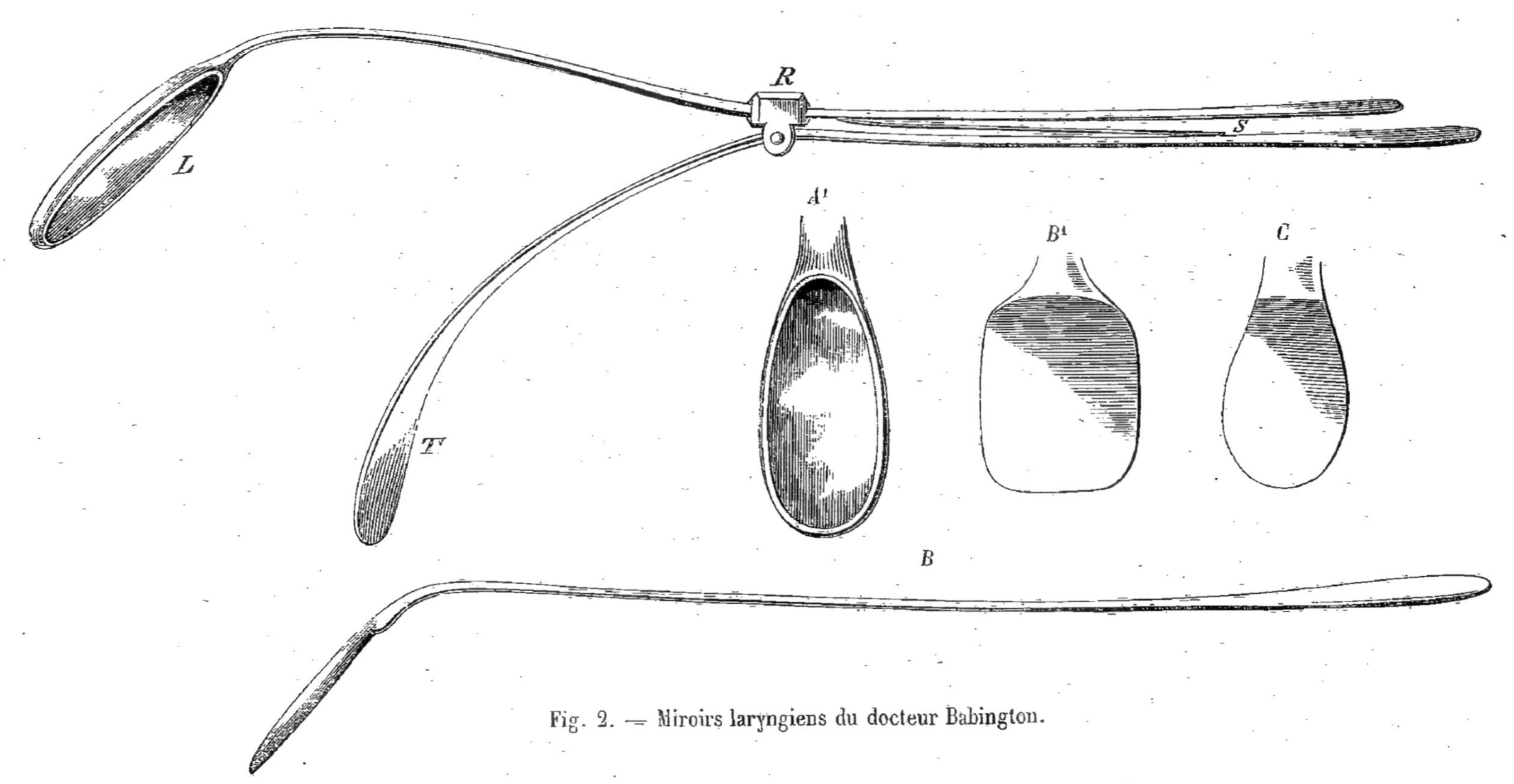

Fig. 2. — Miroirs laryngiens du docteur Babington.

encore avec son « glottiscope, » pour employer le terme dont il se servait, le docteur Bennati, de Paris, annonçait qu'il était habile à voir les cordes vocales. Un fabricant d'instruments nommé Selligue, qui était atteint d'une phthisie laryngée, inventa un spéculum formé de deux tubes : l'un d'eux servait à porter la lumière jusqu'à la glotte, et l'autre à transmettre à l'œil l'image de la glotte réfléchie sur le miroir placé à l'extrémité gutturale de l'instrument. Une guérison complète récompensa l'ingénieux malade de son habile invention, et c'est avec cet instrument que Bennati avance qu'il voyait la glotte. Trousseau ne crut pas cependant à ce résultat, et consacra plusieurs pages de son ouvrage bien connu (1) à la démonstration de ce fait que l'épi-

je pense que c'est son instrument qui fut employé par Bennati. Je n'ai pas jugé nécessaire de mentionner Gerdy dans cette notice historique du laryngoscope, quoiqu'il ait fait allusion, en 1830, à l'emploi d'un miroir, mais seulement en parlant de la contraction du pharynx. (*Physiol. méd.*, p. 503.)

(1) Mémoire *sur la phthisie laryngée*, par MM. Trousseau et Belloc. (*Mémoires de l'Académie de médecine*, tome VI, 1837.)

Fig. 2. — Miroirs laryngiens du docteur Babington.

A. L'instrument qui a fourni ce dessin fut montré par le docteur Babington à la Société huntérienne en 1829. Il le fut de nouveau par moi, avec les autres miroirs du docteur Babington, à la Société médico-chirurgicale, le 26 avril 1864 (*Medical Times and Gazette*, vol. I, 1864, n° 723).
L. Miroir laryngien. La tige d'acier du miroir s'élargit à une de ses extrémités en un cadre qui reçoit la glace.
T. Abaisse-langue.
R. Anneau réunissant les deux instruments.
S. Ressort qui pousse l'abaisse-langue en bas, lorsque les deux manches sont rapprochés.
*A*¹. Vue de face du miroir construit en 1829.
B. Vue de profil du miroir en acier construit entre les années 1829 et 1835.
*B*¹. Vue de face du même miroir.
C. Miroir ovale construit entre 1829 et 1835.

Ces dessins donnent la forme exacte et les dimensions des instruments.

glotte forme un obstacle insurmontable pour voir l'intérieur du larynx. Ce médecin renommé avait un instrument construit d'après le modèle de celui de Selligue; mais il ne paraît pas l'avoir employé. Il est digne de remarque que le spéculum laryngien de Selligue ressemblait exactement à celui de Bozzini, avec cette seule différence que celui de ce dernier était composé d'un seul tube divisé par une cloison verticale, tandis que celui de Selligue était formé par deux tubes.

Baumes. Pendant l'année 1838, M. Baumes (1) montra à la Société de médecine de Lyon un miroir de la dimension d'une pièce de deux francs. Il le considérait comme très-utile pour examiner les fosses nasales postérieures et le larynx.

Liston. En 1840 (2), Liston, en traitant de l'œdème du larynx, fait les remarques suivantes : « L'existence de cette tuméfaction peut être déterminée par un examen attentif fait avec les doigts, et l'on peut aussi quelquefois voir les parties au moyen d'un spéculum — tel que le miroir employé par les dentistes, fixé sur une longue tige et introduit, après l'avoir trempé dans de l'eau chaude, la surface réfléchissante en bas, jusque dans la gorge. » Lorsque l'art de la laryngoscopie fut réellement constitué, environ vingt ans après, le nom de notre célèbre compatriote fut associé avec éloge à l'invention. Mais il est clair, d'après le passage

(1) *Compte rendu des travaux de la Société de médecine de Lyon*. 1836-38, p. 62.

(2) Liston. *Practical Surgery*. Third edition, p. 417, 1840.

précédent, que Liston ne vit jamais, par ce moyen, les cordes vocales. Il est évident que, dans son appréciation, le sens du toucher était plus employé que le sens de la vue, et le fait de l'emploi des doigts indique assez que Liston veut parler plutôt de l'épiglotte que des parties placées au-dessous.

WARDEN. En 1844 (1), le docteur Warden, d'Edimbourg, eut l'idée d'employer un prisme de flint-glass pour voir le larynx. Le succès qui avait couronné ses efforts dans l'examen de la membrane du tympan, le conduisit à appliquer le principe du prisme pour étudier les autres canaux. Il rapporte deux cas (2), dans lesquels il dit avoir fait « un examen satisfaisant des lésions affectant la glotte. » La possibilité de voir le larynx par ce procédé n'admet aucun doute (3); mais la méthode qu'employa le docteur Warden n'amena pas un résultat très-favorable. Les détails d'un des cas rapportés sont donnés, mais pour l'autre, « ce que l'on vit fut tellement semblable, qu'il est sans importance d'en donner les particularités. » La malade, dont l'observation est relatée, était une dame « qui avait été l'objet d'un traitement médical pour une inflammation chronique du pharynx, datant d'une année; » l'inflammation s'était étendue latéralement dans la direction de la glotte, la déglutition était devenue douloureuse, et

(1) *Royal Scottish Society of arts.* Description, with illustrations, of a totally reflecting prism for illuminating the open cavities of the body. May 1844. Voir aussi *Lond. med. Gazette*, vol. XXXIV, p. 256.

(2) *Month. of Journal med. science.* Juillet, 1845, p. 552.

(3) Voir page 28.

des accès de suffocation étaient survenus. « Après l'examen préliminaire *et l'apaisement de l'irritabilité des parties par le toucher avec le doigt,* l'obstacle provenant des nausées cessa..... *le dilatateur de la gorge fut employé à déprimer la langue et à agrandir l'isthme du gosier.* » L'examen montra l'épiglotte épaissie et enflammée. « Mais ce ne fut que lorsque la malade fit des efforts répétés pour avaler que les cartilages aryténoïdes se dégagèrent de leur revêtement, et que, poussés en haut, ils donnèrent leur image sur la surface réfléchissante du miroir. » Pour l'éclairage, le docteur Warden employa « une puissante lampe argand à laquelle était fixé un large prisme afin de lancer toute la clarté de la lampe dans le pharynx. » C'est-à-dire, qu'au lieu des deux miroirs plans dont nous nous servons (un pour l'éclairage et l'autre pour la réflexion), il employait deux prismes. En finissant, le docteur Warden remarque que « l'expérience conduit à la conclusion que l'instrument dont il a fait usage ne peut pas montrer plus loin que le fond du pharynx et l'ouverture de la glotte (1), encore pour cette dernière partie faut-il qu'elle soit soulevée

(1) En employant l'expression « ouverture de la glotte, » le docteur Warden veut probablement dire l'ouverture supérieure du larynx, c'est-à-dire, l'ouverture limitée par les replis ary-épiglottiques. Il ne peut avoir pensé que pendant la déglutition les cordes vocales vraies ne soient pas couvertes par l'épiglotte. Il vient à l'esprit (surtout en lisant les observations publiées il y a quelques années) que le terme « glotte, » qui maintenant ne s'applique qu'à l'ouverture limitée par les cordes vocales vraies, avait eu jusqu'à présent une signification fort vague. *Voir* Dunglison, *Dictionary of medical science.*

de sa position naturelle par la contraction des muscles qui concourent à l'acte de la déglutition. Par ce moyen, cependant, nous ne pouvons obtenir aucune assistance dans l'investigation ou le traitement des maladies situées au-dessous du pharynx. » Il n'est pas étonnant que le docteur Warden lui-même se soit exprimé d'une manière aussi défavorable sur ses efforts pour examiner le larynx. En effet, « en calmant l'irritabilité de la gorge par le toucher, en déprimant la langue, en dilatant le gosier et en encourageant le malade à faire des efforts pour avaler, » il était entièrement impossible qu'il réussît. Aucun disciple de Czermak n'espérerait voir les cordes vocales s'il préparait son malade par les moyens décrits par Warden. Ensuite, lorsque nous nous rappelons combien son expérience fut limitée et ses instruments imparfaits, nous pouvons regarder les parties qu'il a décrites comme n'ayant été vues que très-imparfaitement.

Avery. Dans l'année 1844, tandis que le docteur Warden s'efforçait encore d'employer le prisme pour examiner les divers canaux du corps, M. Avery (de Londres) cherchait à atteindre le même but au moyen d'un spéculum et d'un réflecteur. En principe, le laryngoscope de M. Avery était très-semblable à celui qui est maintenant en usage; et, même dans ses détails, il ne différait pas beaucoup de l'instrument moderne. Comme Bozzini, quarante ans avant, M. Avery comprit la valeur de la lumière artificielle; et, comme Czermak l'a fait après lui, il employa un large réflecteur circulaire perforé à son centre, pour concentrer les rayons lumineux sur le miroir laryngien. Le réflecteur, fixé à un coussinet frontal, était retenu en place par deux ressorts passant sur la tête de l'opérateur et s'étendant jusqu'à la protubérance occipitale où se trouvait un contre-coussinet. Deux défauts cependant sont à noter dans l'appareil d'Avery : l'un, que le miroir laryngien (au lieu d'être fixé à une tige mince) était placé au bout d'un spéculum ; l'autre, qu'au lieu de se servir du réflecteur pour recevoir la clarté d'une lampe, placée sur une table ou ailleurs, Avery employa un large miroir circulaire pour augmenter le pouvoir lumineux d'une bougie tenue près de la bouche du sujet. Cette bougie (comme dans l'appareil de Bozzini) constituait, en petit, une lampe de Palmer, et était aussi fixée au coussinet frontal. Un fil de fer courbé, se terminant par une ganse circulaire, s'élevait perpendiculairement de la bougie et servait à fixer le spéculum et à maintenir son axe dans la même ligne que la perforation du réflecteur. Le réflecteur, qui avait cinq pouces de diamètre, et l'appareil qui était supporté par l'opérateur, pesaient ensemble près d'une livre. Toutefois, la lampe et le réflecteur pouvaient être placés sur le couvercle de la boîte dans laquelle on renfermait l'appareil. La bougie et le réflecteur posés ainsi, et placés sur une table, présentaient une grande ressemblance avec le « conducteur de la lumière » de Bozzini, avec cette différence que dans ce dernier instrument la source de lumière était entièrement enfermée dans la cavité de la lanterne. Par un ingénieux mouvement de double crémaillère, le réflecteur pouvait être porté soit horizontalement, soit latéralement. Ce mécanisme, modifiant la distance, soit du nez, soit des yeux, soit du front, etc., permettait à différentes personnes de se servir du même réflecteur et d'avoir toujours le trou vis-à-vis de la pupille. Il est difficile et, en vérité, presque impossible d'introduire le spéculum d'Avery sans irriter la base de la langue ainsi que les parties voisines, et, par suite, d'exciter des nausées. Cet inconvénient seul aurait été suffisant pour amener l'insuccès des tentatives de laryngoscopie de M. Avery, si le peu de commodité que présente l'appareil réflecteur n'avait concouru au même résultat. La ressemblance du laryngoscope d'Avery avec celui de Bozzini d'un côté, et celui de Czermak de l'autre, est vraiment frappante. Dans tous les deux, la lumière artificielle, les réflecteurs circulaires et les petits miroirs laryngiens sont employés. Dans le laryngoscope de Bozzini et d'Avery, la lampe et le réflecteur sont réunis, tandis que dans les instruments modernes ils sont séparés. Le miroir laryngien de Bozzini et d'Avery était placé à l'extrémité d'un spéculum; la modification de Czermak consiste à avoir employé le miroir dont se servent les dentistes. L'invention de M. Avery (1) ne fut mentionnée qu'après la vulgarisation du laryngoscope moderne. Le laryngoscope qui est représenté ci-après fut fourni par MM. Weiss, à l'hôpital de Londres, en 1846.

GARCIA. En 1854, M. Manuel Garcia (2) « eut l'idée

(1) *Medical Circular*. Vol. XX, juin 1862; et Yearsley. *Introduction to the Art of laryngoscopy*. London, 1862.

(2) Paulin Richard. *Notice sur l'invention du laryngoscope*. Paris, 1861.

d'étudier, au moyen des miroirs, l'intérieur du larynx

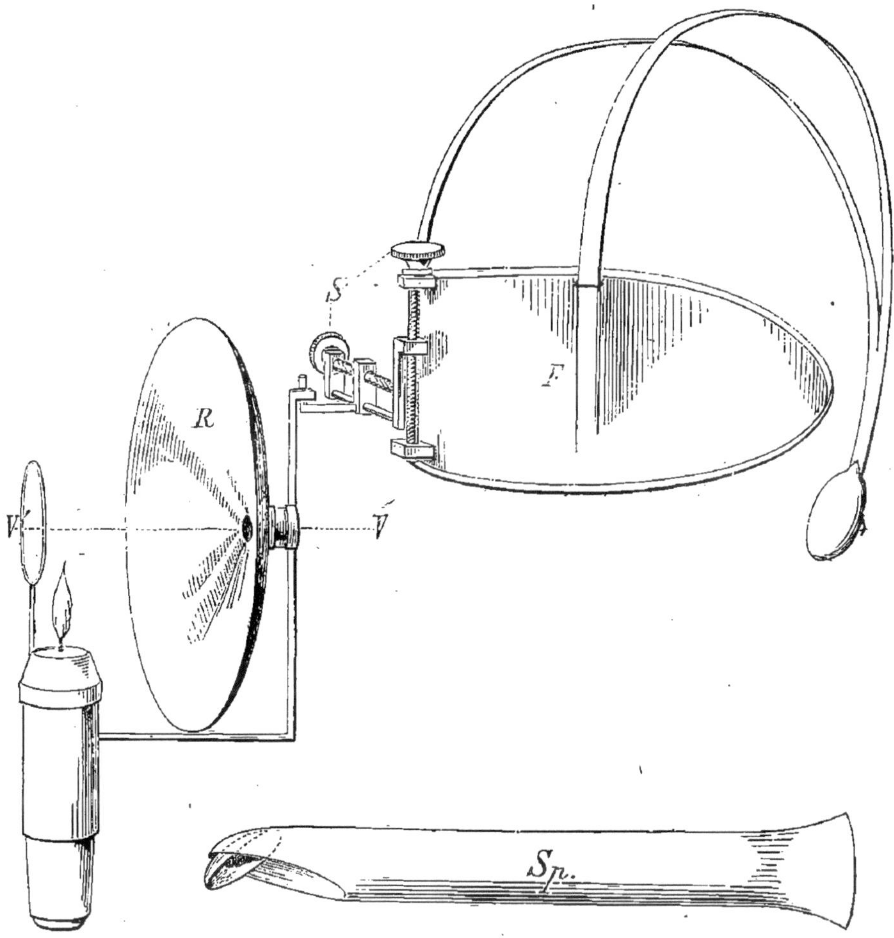

Fig. 3. — Laryngoscope d'Avery.

F. Un des côtés du coussinet frontal qui supporte le miroir. De ce point part un double ressort qui va en arrière joindre un contre-coussinet, qui, lorsque l'instrument est en place, repose sur la protubérance occipitale. Dans cette figure, le coussinet occipital est porté en avant parce qu'aucune force n'est opposée au ressort.
S. Vis par laquelle on fait mouvoir le réflecteur latéralement et perpendiculairement.
R. Réflecteur.
V V'. Ligne de vision.
Sp. Spéculum.

Voir la lettre de M. Garcia au docteur Larrey, du 4 mai 1860. (*Voir* p. 12, brochure de M. Richard.)

pendant le chant. » Il y avait souvent pensé, mais, croyant son idée impraticable, il n'avait jamais essayé de la mettre à exécution. M. Garcia, professeur de chant à Londres, est Français par la naissance et Espagnol d'origine. Ses observations avec le laryngoscope, quoique publiées pour la première fois en Angleterre, avaient d'abord été faites en France.

Pendant le mois de septembre 1854, tandis que Garcia prenait ses vacances à Paris, il se décida à éclairer ses doutes sur la possibilité d'examiner le larynx. Ses efforts furent couronnés de succès, et, l'année suivante, il présenta un mémoire à la Société royale de Londres, intitulé : *Observations physiologiques sur la voix humaine* (1). Ce mémoire contenait un admirable résumé de l'action des cordes vocales pendant l'inspiration et la vocalisation, quelques remarques très-importantes sur la production des sons dans le larynx, et des réflexions précieuses sur la formation des notes de poitrine et de fausset. Les investigations laryngoscopiques de M. Garcia furent faites sur lui-même, et, en vérité, il fut le premier qui pensa à l'examen autoscopique.

Sa méthode, qu'il pensait n'avoir jamais été employée avant lui, consistait à introduire à la partie supérieure du pharynx un petit miroir fixé à une longue tige convenablement courbée. Il plaçait la personne en expérience vis-à-vis du soleil, de manière que les rayons

(1) *Proc. Royal Society of London*. Vol. VII, n° 13, 1855. *Philosoph. Magazine and Journal of science*. Vol. X, p. 218; et *Gaz. Hebdom. de médecine et de chirurgie*, 16 nov. 1855, n° 46.

lumineux tombant sur le petit miroir étaient réfléchis vers le larynx (1). Mais il ajoutait dans une note, que « si l'observateur expérimente sur lui-même, il doit recevoir les rayons du soleil sur un second miroir et les diriger sur celui qui est placé contre la luette. » En pratiquant l'auto-laryngoscopie d'après la méthode de Czermak, il faut trois miroirs : un pour l'éclairage, un autre destiné à être introduit dans l'arrière-bouche, un troisième pour permettre à l'observateur de voir l'image formée sur le miroir qu'il tient dans sa gorge. Garcia employa seulement deux miroirs : un petit, fixé à l'extrémité d'une longue tige qu'il introduisait dans le pharynx, et un grand qui avait un double objet : éclairer le petit miroir et permettre à l'observateur de voir l'image formée sur celui-ci. On voit que la méthode de Garcia est semblable à celle de Babington, avec cette différence que l'un limita les observations à son propre larynx, tandis que l'autre ne fit aucune tentative d'auto-laryngoscopie. La communication de Garcia à la Société royale causa une certaine sensation, mais elle devait avoir une destinée à peu près semblable à celle de notre compatriote, M. Cumming (2). Peu appréciés en Angleterre, les deux mémoires passèrent entre les mains des professeurs étrangers, et, tandis que Helmholtz perfectionnait l'ophtalmoscope, Czermak créait la laryngoscopie.

(1) Il est digne de remarque que Garcia n'a jamais suivi cette méthode, mais qu'il s'est toujours servi d'un second miroir pour projeter les rayons lumineux sur le miroir laryngien. Dans le miroir qui lui servait de réflecteur il voyait l'image autoscopique.

(2) Cumming. *Transactions of the med. chir. Soc.* 1846.

TÜRCK. En 1857, pendant les mois d'été, Ludwig Türck (de Vienne), qui avait lu le mémoire de Garcia, s'efforçait d'employer le miroir laryngien dans les salles de l'hôpital général. Ses premiers essais ne furent pas heureux, et, à la fin de l'automne il paraissait les avoir abandonnés. D'ailleurs, il était presque impossible qu'il réussît, attendu qu'il n'employa que les rayons solaires, qu'il n'avait aucun appareil pour les concentrer sur le miroir laryngien, et qu'enfin ce miroir était grossièrement construit. Lorsque plus tard, cependant, Czermak prouva la valeur pratique du laryngoscope, Türck réclama la priorité. Néanmoins, dans une communication (1) dans laquelle il affirmait ses prétentions, il fit observer que « il était loin d'avoir des espérances exagérées sur l'emploi du miroir laryngien en médecine pratique. » Cette malheureuse remarque montre qu'il ne reconnaissait pas même alors la valeur du laryngoscope.

CZERMAK. Au mois de novembre 1857, le professeur Czermak (de Pesth) emprunta au docteur Türck les petits miroirs que ce professeur, malgré les exhortations de ses amis, avait mis de côté comme sans utilité (2). Peu de temps suffit à son talent supérieur, à sa persévérance et à sa dextérité naturelle pour surmonter toutes les difficultés. Lorsque le miroir du dentiste passa entre les mains du docteur Czermak, l'examen du larynx dépendait, — si l'on peut parler ainsi, — de

(1) *Zeitschrift der Ges. der Aerzte zer Wien.* April 26, 1858.

(2) Professor Brücke's Letters to Czermak, selected monographs : *New Sydenham Society*. Vol. XI.

l'horloge et du baromètre; mais bientôt ce professeur s'affranchit de ces deux maîtres fâcheux. La lumière artificielle remplaça les rayons incertains du soleil; le large miroir ophtalmoscopique de Ruëte servit à concentrer les rayons lumineux; la charnière incommode qui unissait le miroir laryngien à sa tige fut supprimée, et on donna à ce dernier des diamètres différents. C'est ainsi que Czermak créa l'art de la laryngoscopie (1). D'autres expérimentateurs avaient déjà imaginé des instruments avec lesquels ils avaient quelquefois réussi à voir l'intérieur du larynx, mais « les instruments convenables pour l'art » de la laryngoscopie ne furent pas construits avant Czermak. Sa première publication parut en mars 1858 (2). Le mois suivant il présentait un mémoire très-important à l'Académie de Vienne (3). En réclamant pour Czermak l'honneur d'avoir si bien modifié le laryngoscope, que son application est devenue comparativement facile, il ne serait pas juste de refuser au docteur Ludwig Türck le mérite d'avoir, plus tard, travaillé avec patience et d'une manière efficace. Cependant, une étude attentive des faits et des dates doit convaincre toute personne désintéressée que les travaux de Ludwig Türck (4) résultèrent des preuves convain-

(1) Voy. Czermak. *Du Laryngoscope et de son emploi en physiologie et en médecine*. Paris, 1860.

(2) *Wiener Medizin. Wochenschrift.*

(3) Czermak. *Physiologische Untersuchungen mit Garcia's Kehlkopf-Spiegel*, mit. III Tafeln. *Sitzungsberichte d. k. k. Academie d. Wissenchaften in Wien*. vom April, Bd XXIX, p. 557. (Réimprimé séparément plus tard.)

(4) Ludwig Türck. *Méthode pratique de laryngoscopie*, édition française,

cantes que Czermak avait données de la valeur du laryngoscope.

Les premières recherches de Czermak furent d'abord limitées à son larynx, et l'on doit attribuer à une conformation avantageuse une grande partie de ses succès. Son vaste pharynx, ses petites amygdales, sa luette courte et son ouverture laryngée large font de ce professeur un sujet modèle pour la laryngoscopie. Malgré la grande simplicité apportée par Czermak dans les détails du laryngoscope, les praticiens n'auraient pas été cependant impressionnés par la valeur de l'instrument, sans les démonstrations brillantes qui ont étonné le public médical de l'Europe. L'emploi général du laryngoscope dans la pratique de la médecine doit être attribué autant à l'enseignement enthousiaste du savant professeur, à ses démonstrations brillantes et à son influence personnelle qu'à la transformation complète de l'instrument même. Le fait qu'aucun perfectionnement n'a été apporté dans le mécanisme du laryngoscope pendant ces six dernières années, alors qu'un grand nombre de médecins de toutes les parties du monde travaillent constamment sur ce sujet, est le plus puissant témoignage de la valeur des travaux de Czermak.

publiée avec le concours de l'auteur, accompagnée d'une planche lithographiée. Paris, 1861.

CHAPITRE II

DESCRIPTION DU LARYNGOSCOPE

DÉFINITION. — Le laryngoscope est un instrument pour voir l'intérieur du larynx pendant la vie. Il est composé de deux parties : 1° Un petit miroir fixé à une tige longue et mince, que l'on introduit dans la gorge ; 2° un appareil pour éclairer avec une lumière intense (solaire ou artificielle) le petit miroir. Pour projeter les rayons lumineux, on se sert d'un second miroir (plus large que le premier), qui réfléchit la lumière d'une lampe ou les rayons solaires. La lumière artificielle peut être concentrée directement sur le petit miroir au moyen d'une lentille. Quand on emploie la lumière artificielle, le miroir réflecteur doit être légèrement concave; il sera plan pour la lumière solaire.

Section I. — Du miroir laryngien.

Le miroir larygien est en acier poli ou bien en verre étamé. Quoique en théorie les miroirs d'acier donnent les images les plus parfaites, ils sont si aisément ternis et rouillés par la moindre humidité, si facilement détériorés par le contact accidentel des solutions médicamenteuses employées dans le traitement des maladies laryngées et si promptement rayés en les nettoyant, qu'ils ne conviennent pas du tout pour la pratique. Le miroir en verre est généralement garni d'une monture en argent allemand. Quoique le métal favorise le refroidissement du miroir et, par conséquent, la condensation de la vapeur d'eau, on l'emploie cependant parce qu'il est plus facile de fixer le manche de l'instrument à un cadre de métal qu'à aucune autre substance d'un pouvoir conducteur moindre. L'épaisseur des miroirs ne doit pas dépasser un vingtième de pouce.

La surface réfléchissante du miroir laryngien varie, en diamètre, d'un demi-pouce à un pouce un quart. Il faut avoir au moins trois miroirs de différentes dimensions. Le plus grand est figuré n° 1, le moyen n° 2 et le plus petit n° 3 (fig. 4).

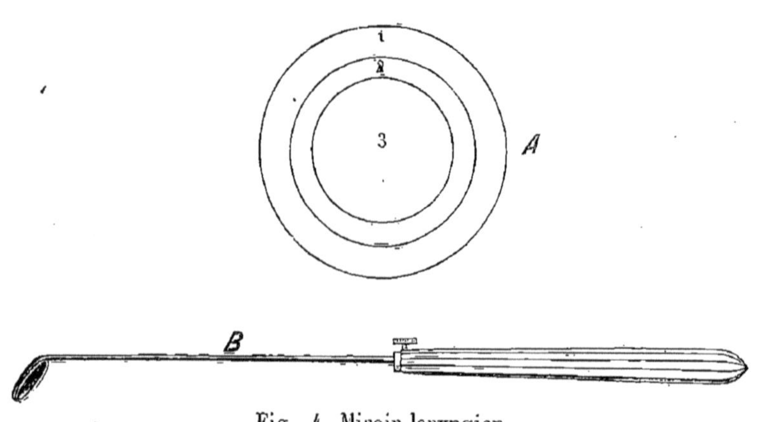

Fig. 4. Miroir laryngien.

A. Diagramme montrant les dimensions exactes de la surface réfléchissante des miroirs n°s 1, 2, 3.
B. Miroir et manche (demi grandeur) vus de profil.

Pour l'usage ordinaire, le miroir n° 2 est le plus convenable. Il peut être carré, rond ou ovale. Les miroirs ronds causent moins d'irritation, excepté toutefois dans les cas d'hypertrophie des amygdales. Alors les miroirs ovales sont plus favorables. On a eu l'idée d'employer des miroirs concaves, pour amplifier l'image laryngienne (Wertheim); mais tandis qu'ils agrandissent légèrement l'image, leur emploi, d'après les lois de l'optique, donne lieu à une objection, eu égard à la distance variable du miroir aux parties réfléchies (Türck). La tige du miroir est en argent allemand; elle doit avoir environ quatre pouces de long et un dixième de pouce d'épaisseur. Elle sera soudée (1) à la partie postérieure du miroir, de manière à former avec lui un angle d'environ 120 degrés. La tige du miroir glisse dans un manche creux en bois, et est fixée au moyen d'une vis. Par ce moyen, on allongera ou on raccourcira la tige, suivant la profondeur du diamètre antéro-postérieur de la bouche. Le manche a environ trois pouces de long et un quart de pouce d'épaisseur.

Miroir laryngien prismatique. Sur mes indications on a construit (2) des prismes entièrement réfringents, avec lesquels j'ai souvent examiné mon larynx. Comme la base du prisme est nécessairement un tiers plus large que ses surfaces réfringentes, l'emploi de cette sorte de miroir occasionne une perte considérable d'espace. Les miroirs prismatiques sont aussi beaucoup plus difficiles à introduire que ceux qui sont plans ; ensuite la surface inférieure du prisme arrive très-facilement en contact avec la langue, ce qui interrompt le passage de la lumière à travers le prisme. Dans l'application des remèdes ou dans toute opération délicate sur le larynx, la projection de l'angle du prisme se trouve sur le trajet à suivre. Enfin, les miroirs prismatiques sont d'un prix plus élevé et sont plus facilement détériorés que ceux qui ont une surface plane. Ces

(1) En construisant l'instrument, la tige doit être courbée sous l'angle désiré avant d'être soudée à la partie postérieure du miroir ; car si on l'y fixait d'abord, l'angle (au lieu d'être à la jonction du miroir avec la tige) serait à un dixième de pouce et plus du miroir. L'espace (c'est-à-dire la distance qui sépare le miroir de l'angle de la tige) qui est ainsi perdu permettrait l'emploi d'un miroir plus large.

(2) Par M. Ladd, de Beak Street, London.

conclusions de mes expériences avec les miroirs prismatiques sont brièvement relatées ici dans le but de détourner les expérimentateurs de faire des essais analogues.

Section II. — Éclairage.

Réflecteur. Pour projeter la lumière sur le miroir laryngien, on se sert d'un miroir circulaire d'environ trois pouces et demi de diamètre, dont le centre est perforé (1). Quand on emploiera la lumière artificielle, le miroir sera légèrement concave et aura un foyer de quatorze pouces; lorsqu'on se servira de la lumière solaire, la surface du miroir devra être plane. Le miroir peut être fixé sur la tête de l'opérateur ou bien uni à une tige horizontale qui est adaptée à une lampe (Tobold). Le premier mode est de beaucoup le plus avantageux et le miroir peut être tenu soit vis-à-vis l'un des yeux (Czermak), soit au devant du nez et de la bouche (Bruns), soit au devant du front (Fournié, Johnson, Masson, etc.). De ces différentes positions, la première est préférable en théorie, la dernière plus commode dans la pratique. La méthode qui consiste à regarder à travers le trou du réflecteur présente le grand avantage de garantir parfaitement les yeux de l'observateur de l'éclat de la lumière. En effet, les rayons lumineux tombant obliquement sur le miroir ne

(1) Le réflecteur ne doit pas être seulement non étamé au centre, il doit être perforé. Dans le premier cas, la glace forme un petit foyer situé inégalement entre les yeux. Les laryngoscopes construits d'après mes indications sont vendus par M. Mayer, 59, Great-Portland street, London.

peuvent atteindre la pupille de l'œil placé immédiatement derrière le miroir; quant à l'autre, il se trouve dans l'ombre du réflecteur. Dans la première position seule il est nécessaire que le réflecteur soit perforé. Le

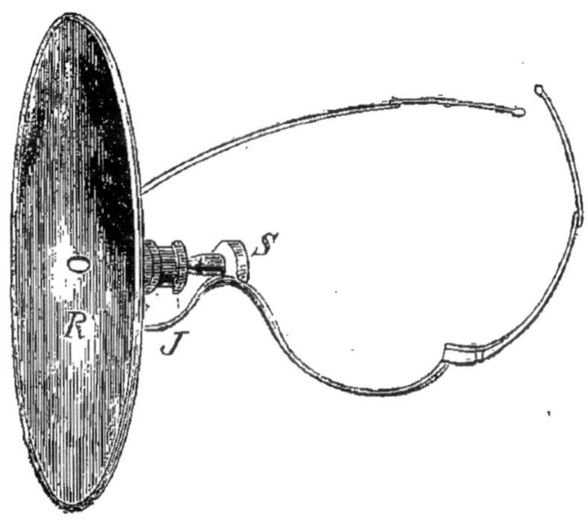

Fig. 5. — Réflecteur fixé à une monture de lunettes dont la moitié supérieure des bords a été enlevée.

A la partie postérieure du réflecteur *R* se trouve une petite cavité, dans laquelle s'adapte une boule unie à la monture de lunette. Un anneau est vissé sur la boule, et l'articulation est ainsi formée en *J*.

réflecteur est fixé à la tête de l'opérateur, soit par la monture d'une lunette (Semeleder), ou bien par un bandeau frontal (Kramer). La monture de lunette, dont la moitié supérieure des bords a été enlevée (*voy*. fig. 5), constitue l'arrangement que j'ai trouvé le plus convenable. Dans tous les cas, le miroir est réuni à son support au moyeun d'une articulation par emboîtement. Le trou du centre du réflecteur est oblong, et lorsque il est placé au-devant de l'œil, son grand diamètre doit correspondre au grand diamètre de cet organe. Cette forme de l'ouverture convient à la distance variable du centre du réflecteur, suivant ses différents degrés d'inclinaison.

On remarquera que quoique l'emploi du réflecteur facilite considérablement l'inspection du larynx, l'examen laryngoscopique peut très-bien être effectué sans lui. Il faut alors projeter une vive lumière directement sur le miroir laryngien.

Une lampe donnant une lumière brillante et soutenue suffit parfaitement. Beaucoup d'observations très-importantes ont été faites avec un modérateur ordinaire. Une lampe argand à gaz sera très-convenable, surtout si elle est construite sur le principe des lampes à tige pour le travail (*reading-lamp*) que l'on peut fixer à différentes hauteurs. Ma lampe laryngoscopique à mouvement articulé, qu'on peut diriger soit perpendiculairement, soit horizontalement, facilitera beaucoup le maniement de la lumière. Son action est montrée figure 6. La puissance de la lumière peut être avantageusement augmentée en plaçant au-devant de la flamme une ou plusieurs lentilles.

Dans les diverses lampes recommandées par plusieurs laryngoscopistes (Tobold, Voltolini, Moura-Bourouillou, etc., etc.), les lentilles, dans chacune d'elles, sont montées de telle manière qu'elles ne sont applicables qu'à la lampe spéciale à laquelle elles doivent être adaptées. Cet inconvénient sérieux qu'offrent les différentes sortes d'appareils d'éclairage jusqu'à ce jour en vogue, m'a conduit à imaginer un appareil pour concentrer la lumière d'une application plus facile. Non-seulement il donne une lumière très-brillante, mais encore il est beaucoup plus petit et beaucoup plus portatif que tous ceux en usage; il peut être également fixé sur toutes les espèces de lampes et même sur une bougie. Il consiste en un petit cylindre de métal de trois pouces

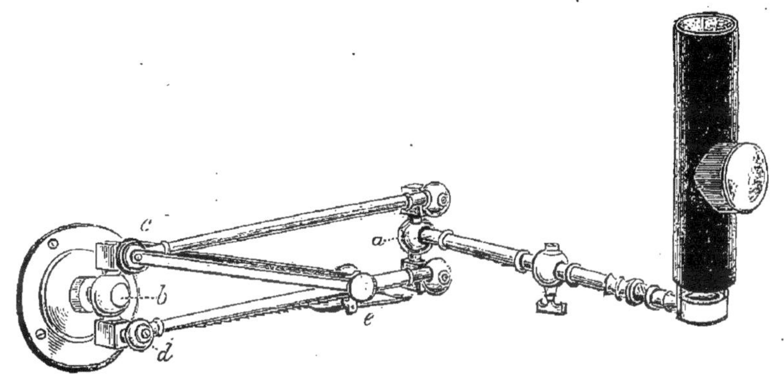

Fig. 6. — Lampe à mouvement articulé [1].

En *a* et *b* se produit le mouvement horizontal; en *c* et *d* le mouvement vertical. Le gaz passe seulement par le tube horizontal *c;* dans le tube inférieur se trouve une crémaillère qui règle la hauteur de la lampe au moyen de la petite tige *e*. La cheminée de la lampe est en métal, une ouverture ronde est pratiquée sur le côté et la lentille y est adaptée.

et demi de long et de deux et demi de diamètre. Il est fermé à une extrémité, à l'autre se trouve une lentille plano-convexe dont la surface plane est tournée vers la flamme. La lentille a deux pouces et demi de diamètre et appartient à un tiers de sphère. Aux surfaces supérieure et inférieure du cylindre (vis-à-vis l'une de l'autre) se trouvent deux ouvertures de deux pouces un quart de diamètre. Ces deux ouvertures, inégalement éloignées des extrémités du cylindre, sont plus rapprochées de l'extrémité fermée, de manière qu'une ligne passant perpendiculairement par leur centre se-

(1) Construite par Mayer, 59, Great-Portland street, London.

rait à deux pouces et demi de la surface plane de la lentille. Là, se trouve le foyer principal de la lentille, et les rayons lumineux la traversent parallèlement. A la

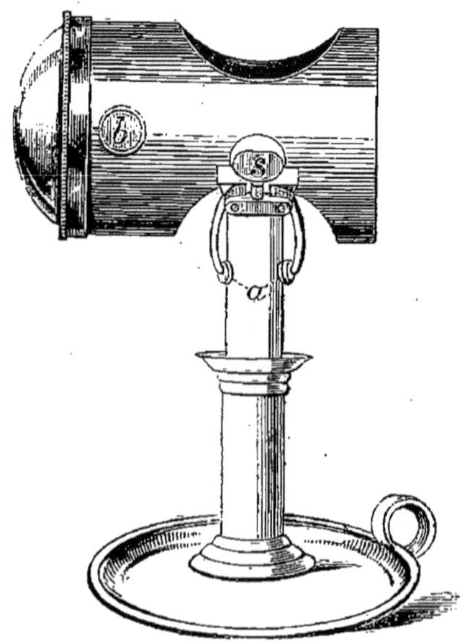

Fig. 7. — Appareil pour concentrer la lumière.

Dans la figure, l'appareil pour concentrer la lumière est fixé à une bougie au moyen de deux bras *a*. En employant une lampe, les bras embrassent la cheminée; *s*, vis pour serrer les bras; *b*, bouton de liége pour saisir l'appareil lorsqu'il est chaud.

partie inférieure du cylindre se trouvent deux bras demi-circulaires, qui, au moyen d'une vis placée sur le côté, peuvent saisir fortement la cheminée d'une forte lampe ou bien une bougie ordinaire et même la tige étroite d'un simple bec de gaz. Le praticien qui, en visitant les malades, porte mon appareil pour concentrer la lumière, peut toujours être certain de pouvoir éclairer la gorge. L'appareil est passé sur la cheminée de la lampe jusqu'à ce que le centre de la lentille soit vis-à-vis la partie la plus brillante de la flamme;

alors quelques tours de vis suffisent pour fixer l'appareil. Lorsqu'on emploie une bougie, la flamme est maintenue au centre du cylindre.

Sur les deux côtés du cylindre, près de la lentille, se trouvent deux boutons d'ivoire, recouverts de liége, qui permettent au praticien de tenir l'appareil et de l'enlever de la lampe, alors même qu'il est excessivement chaud. Dans le cabinet de consultation, l'appareil pour concentrer la lumière est très-avantageusement employé, soit sur une lampe Argand à gaz, soit sur une lampe à parafine, ou bien sur un modérateur, ou bien encore sur une lampe de travail. Cette dernière espèce de lampe, brûlant du gaz, est fort convenable, quoique ma lampe laryngoscopique à mouvement articulé soit bien préférable.

La lumière d'une bougie, dont l'intensité est augmentée par mon appareil pour concentrer la lumière, est égale à celle d'une lampe ordinaire. Lorsque le praticien a seulement à sa disposition un bec de gaz, l'appareil pour concentrer la lumière y sera adapté ; et comme généralement il n'est pas possible de le baisser, pour pratiquer l'examen suivant la méthode ordinaire, le sujet et le praticien se tiendront debout.

Outre l'appareil déjà décrit pour concentrer la lumière, j'en ai fait construire un plus petit que j'appelle « miniature de l'appareil à concentrer la lumière. » Le principe est le même dans les deux ; mais dans le dernier, le cylindre métallique a seulement deux pouces de long et un pouce et demi de diamètre : il est adapté à une petite lampe à parafine que l'on vend avec lui.

Cette lampe, qui mesure seulement quatre pouces de sa base au sommet de la cheminée, a la forme d'une petite fiole ; elle est fermée au moyen d'une vis métallique de manière qu'on peut la porter en toute sûreté. Ce petit appareil pour concentrer la lumière a été beaucoup employé par le docteur Offley Shore (de Stamford), qui recommande l'emploi de l'huile de pétrole, à laquelle on ajoute dix grains de camphre par once, comme le fait le docteur Cruise (de Dublin) pour l'endoscopie. Cette lampe convient pour l'éclairage direct, mais n'est pas convenable lorsqu'on se sert du réflecteur. On la tient avec la main gauche près de la bouche du sujet à observer. Des deux systèmes, je recommande mon grand appareil pour concentrer la lumière, parce que, en se servant du plus petit, quoique la lumière soit très-éclatante, le diamètre du faisceau lumineux est naturellement très-petit. Dans la construction des appareils pour augmenter l'intensité de la lumière, on doit observer : 1° que si l'on se sert d'une lentille elle doit être placée exactement à sa distance focale de la flamme ; de cette manière les rayons lumineux la traversent en suivant une direction parallèle et le faisceau de lumière est projeté à une distance considérable. 2° Lorsque les rayons lumineux tombent sur une surface convexe, un certain nombre sont réfractés et ne la traversent pas ; aussi la surface plane d'une lentille plano-convexe doit être tournée du côté de la flamme. 3° Lorsqu'on ne se sert pas d'une lentille, on ne doit placer derrière la flamme aucun réflecteur dans le but d'en augmenter l'intensité; car si sa surface présentait quelques taches ou éraillures, elles seraient réfléchies sur le miroir réflecteur et de là sur le miroir laryngien, ce qui altèrerait la netteté de l'image laryngienne.

Nous avons déjà fait observer que l'emploi d'un réflecteur n'est pas absolument nécesssaire pour projeter un faisceau lumineux sur le miroir laryngien. Lorsque l'observateur ne veut pas se servir d'un réflecteur, la lampe est placée très-près de la bouche du sujet, ou bien, si elle est plus éloignée, il faut placer une lentille au-devant de la flamme. Dans ce cas, on se sert, soit d'une lentille ordinaire plano-convexe, soit d'un grand globe en verre, d'environ six pouces de diamètre, rempli d'eau. Ce dernier mode, pour concentrer la lumière (la boule des cordonniers), fut d'abord recommandé par Türck, puis adopté par Stoerck; mais, tandis que l'un a abandonné son usage pour se servir du réflecteur, l'autre continue à l'employer. Cet appareil est aussi recommandé par le docteur Walker (1) (de Peterborough), qui l'a perfectionné, en remplaçant, par une élégante monture en métal, l'incommode machine en bois de Stoerck. Il donne une lumière brillante, très-intense, à environ vingt pouces du globe. Comme il est impossible de porter cet énorme globe de verre, son emploi est forcément limité au cabinet du médecin.

Une méthode plus satisfaisante est celle adoptée par plusieurs médecins français. Elle peut être décrite

(1) Thomas J. Walker, *The Laryngoscope and its clinical application.* London, p. 13.

de la manière suivante : Une lampe garnie d'une lentille est placée sur une table assez étroite, pour que, le malade et le médecin étant vis-à-vis l'un de l'autre, ce dernier puisse appliquer le miroir laryngien. Un écran préserve les yeux de l'observateur, dont le visage, dans ce mode d'examen, est très-rapproché de la lampe.

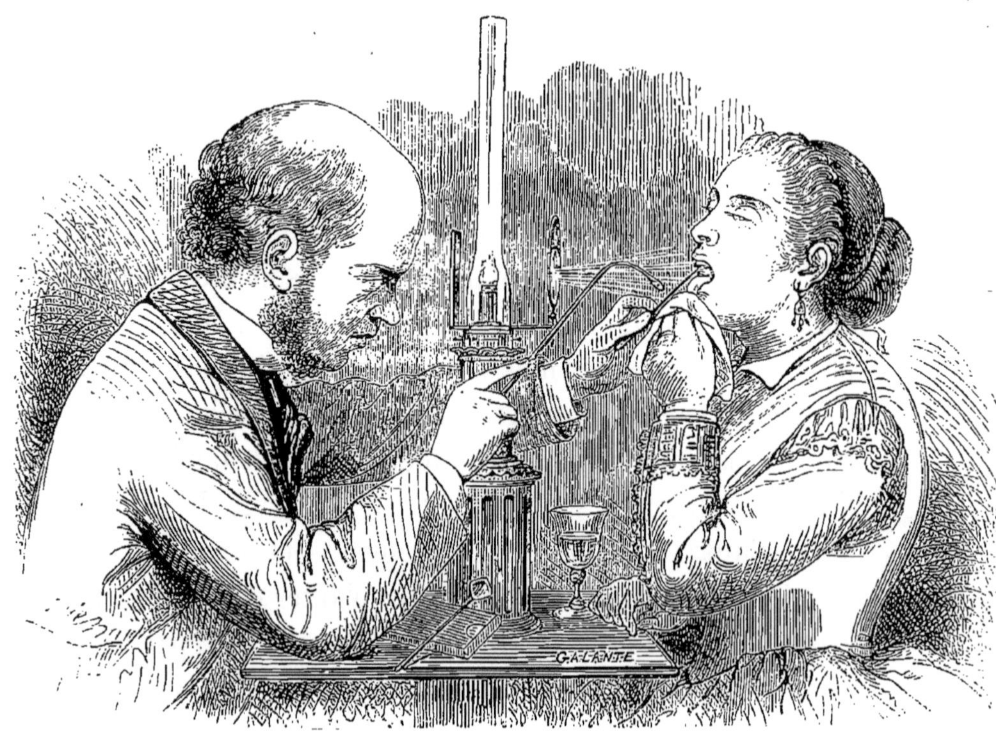

Fig. 8. — Table de M. Fauvel.

En appliquant les remèdes, la lampe se trouve placée entre les bras du médecin. Le Dr Fauvel (de Paris) se sert d'une table de trois pieds de long et d'un pied de large, avec trois pliants (*fig.* 8); celui du milieu, sur lequel repose une lampe modérateur, peut, suivant les malades, être porté à différentes hauteurs, au moyen d'une vis. Le Dr Krishaber, de la même ville, emploie une petite table ronde (*fig.* 9).

PARALLÈLE ENTRE LA LUMIÈRE DIRECTE ET LA LUMIÈRE RÉFLÉCHIE. En comparant les avantages respectifs que

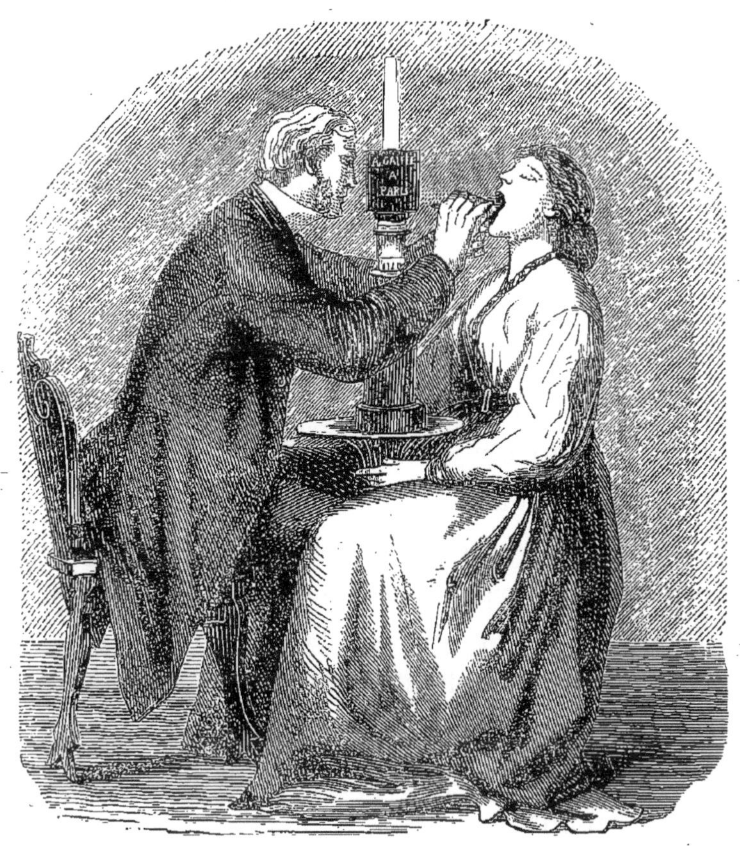

Fig. 9. — Table de M. Maurice Krishaber.

donnent la lumière directe et la lumière réfléchie, on voit : 1° que, pour un simple examen, l'une ou l'autre méthode peut être employée; 2° que, pour la démonstration du larynx d'un malade à des élèves, la méthode française est la plus convenable, car l'opérateur n'empêche pas les autres personnes de voir, comme lorsque l'on emploie la méthode du réflecteur; 3° que, pour l'application des remèdes et les opérations sur le larynx, la lumière réfléchie est plus avantageuse, en ce sens que l'opérateur est plus rapproché du malade et qu'il est dans une position moins gênante.

Lorsque cependant le rayon lumineux, au lieu de correspondre, ou tout au moins d'être presque parallèle au rayon visuel, forme un angle considérable avec lui (comme il arrive quand on emploie la méthode de Stoerck), il y a une grande somme de probabilités pour que les deux rayons ne tombent pas dans l'aire du larynx.

En outre, dans la méthode de Stoerck les rayons arrivant sur le miroir par une direction d'arrière en avant, comme dans l'emploi de la lumière réfléchie, il y a aussi une déviation latérale, et il peut arriver qu'une seule partie du larynx soit éclairée. En employant la lumière directe, la joue de l'observateur fait ombre quelquefois sur le miroir laryngien ; et, dans l'application des remèdes, le médecin peut intercepter les rayons lumineux. Ces objections, il est vrai, ne s'appliquent pas à la méthode française, dans laquelle la lumière va directement d'arrière en avant; mais la distance qui sépare le malade du médecin et la position de la lampe rendent difficile l'exécution de l'opération.

Lumière solaire. Des rayons solaires, ou la lumière diffuse pendant un jour de soleil, peuvent être concentrés sur le miroir laryngien. Dans le premier cas, la surface du réflecteur doit être plane. Dans le second, on se sert du miroir concave ordinaire. Le malade est placé le dos tourné vers la fenêtre, et l'observateur vis-à-vis de lui. La lumière solaire passe sur l'épaule du malade, arrive au réflecteur, qui la réfléchit sur le miroir laryngien. D'ailleurs, le reste de l'opération est conduit de la même manière que lorsqu'on emploie la lumière artificielle.

Avant de terminer ce qui a rapport à l'éclairage, je dirai quelques mots de ce qui a été appelé éclairage par transparence.

Éclairage par transparence. Si des rayons solaires sont concentrés sur le côté du cou et qu'on introduise le miroir laryngien, on obtient une image plus ou moins distincte. Alors même que les circonstances sont les plus favorables, c'est-à-dire, lorsque le cou est mince et long, l'image n'est pas assez nette pour avoir une valeur réelle; et lorsque le cou est court et fortement musclé ou bien lorsque les glandes sont augmentées de volume, il est impossible de rien distinguer. Ce mode d'éclairage a été imaginé par Czermak, qui n'y attache pas lui-même la moindre importance.

CHAPITRE III

L'ART DE LA LARYNGOSCOPIE

L'emploi méthodique des instruments qui viennent d'être décrits constitue l'art de la Laryngoscopie. Il peut être pratiqué par le physiologiste pour observer l'état normal et l'action du larynx, ou par le médecin, pour examiner et, si c'est possible, pour améliorer l'état des parties malades. Nous ne l'étudierons ici que sous ce dernier point de vue.

Section I. — Principes de l'art.

Du principe de la réflexion. L'art de la laryngoscopie repose sur cette seule loi d'optique, que lorsque des rayons lumineux tombent sur une surface plane, l'angle de réflexion est égal à l'angle d'incidence. Un petit miroir est placé au fond de la gorge, sous une inclinaison telle que les rayons lumineux qui tombent sur lui, sont projetés dans la cavité du larynx ; en même temps l'image de l'intérieur du larynx (éclairé par les rayons lumineux) est formée sur le miroir et vue par l'observateur. Le miroir est tenu obliquement, de manière qu'il forme un angle d'environ 45 degrés avec l'horizon. Le plan de l'ouverture laryngienne (limité par l'épiglotte, les replis ary-épiglottiques et les cartilages aryténoïdes) est également incliné, l'épiglotte étant plus élevée que le sommet des cartilages aryténoïdes.

Réflexion verticale. Le diagramme ci-joint montre la position des différentes parties et explique leur réflexion (*fig.* 10). *m* représente le plan du miroir laryngien, *l* celui de l'ouverture supérieure du larynx, et *o* l'observateur. Dans le plan du larynx, *a* représente les

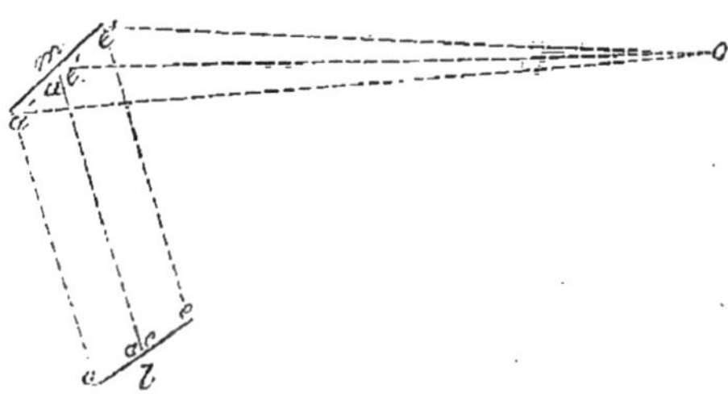

Fig. 10. — Diagramme montrant les positions relatives des plans du larynx et de l'ouverture laryngienne.

cartilages aryténoïdes, *a e* les replis ary-épiglottiques, et *e* l'épiglotte; les rayons émanant de ces parties atteignent le miroir en *a'*, *a e'* et *e'*, et de là sont réfléchis vers l'observateur *o*. Ainsi l'épiglotte, qui est réellement la partie la plus élevée dans le larynx, apparaît à la partie supérieure du miroir. Les replis ary-épiglottiques apparaissent plus bas de chaque côté du miroir, tandis qu'à la partie inférieure se voient les cartilages aryténoïdes. Ces remarques s'appliquent à la réflexion verticale.

Réflexion antéro-postérieure. La seule inversion se produisant dans la formation de l'image est dans la direction antéro-postérieure; la partie qui est, en réalité, la plus près de l'observateur, la commissure antérieure des cordes vocales (*ac*, dans B, fig. 11) devient la plus éloignée dans l'image (*ac*, dans A, fig. 11), et la commissure inter-aryténoïdienne (*pc*, dans B, fig. 11), qui est, en réalité, la plus éloignée de l'observateur, devient la plus rapprochée dans l'image (*pc* dans *A*, fig. 11) (1). La forme symétrique de l'image, qui rend impossible de différencier le côté droit du côté gauche, et ce renversement antéro-postérieur conduisent souvent à se former une opinion erronée sur les deux côtés du larynx.

Réfléxion latérale. Il faut maintenant étudier la relation latérale des parties de l'image. Le miroir est placé au-dessus et en arrière de l'ouverture laryngienne, les rayons lumineux venant du larynx se dirigent directement en haut et en arrière, et l'on voit la corde vocale droite du sujet sur le côté gauche du miroir, et la corde vocale gauche sur le côté droit (de même que la main droite du malade est vis-à-vis la main gauche de l'observateur, et la gauche opposée à la droite).

Dans la figure ci-jointe (fig. 11), on voit une excroissance sur la corde vocale gauche du larynx (B) ; elle est à l'opposite de la main droite de l'observateur et apparaît sur le même côté de l'image (A). Cependant, à cause du renversement antéro-postérieur dont il a été question ci-dessus, si l'on ne se souvenait pas que le dessin du larynx (A) est une image, on serait conduit à l'idée erronée que l'excroissance se trouve sur la corde vocale droite. En examinant un dessin de laryngoscopie on ne doit pas prendre son propre larynx comme type mental de comparaison sous le rapport de

(1) Ceci concorde avec la loi d'optique suivante : Tout faisceau divergent de rayons lumineux tombant sur une surface réfléchissante plane, se réfléchit, et le foyer du faisceau réfléchi se trouve à la même distance de la surface réfléchissante que le faisceau incident, mais du côté opposé.

la droite ou de la gauche, mais se rappeler que ce dessin représente une image formée sur un miroir

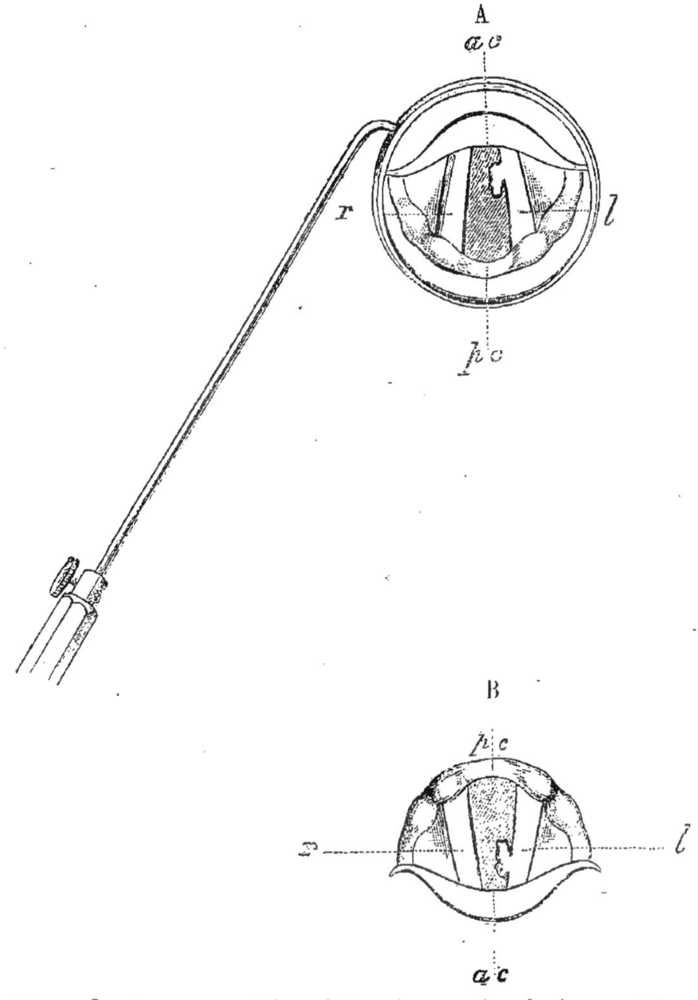

Fig. 11. — Dessin montrant la relation des parties du larynx (*B*), et le miroir laryngien (*A*).

a c, commissure antérieure des cordes vocales; *p c*, commissure postérieure des cordes vocales; *r*, corde vocale droite; *l*, corde vocale gauche, où se trouve une excroissance.

tenu obliquement au-dessus et un peu en arrière du larynx d'une autre personne.

Section II. — Pratique de l'art.

MÉTHODE A SUIVRE POUR PRATIQUER L'EXAMEN. 1er TEMPS. Le sujet à examiner se tiendra debout en face de l'observateur, la tête légèrement inclinée en arrière. L'observateur se placera de manière que ses yeux soient à la distance d'un pied environ de la bouche du malade, et on placera sur une table, à côté du malade, une lampe donnant une flamme forte et claire qui devra être maintenue au niveau des yeux du sujet. L'observateur se mettra les branches de lunettes auxquelles est fixé le réflecteur, et, engageant le malade à ouvrir largement la bouche, il s'efforcera de projeter un disque de lumière dans la gorge, de manière que le centre de ce disque corresponde à la base de la luette. Si l'observateur est embarrassé pour projeter la lumière dans la gorge, il fera bien d'incliner le réflecteur suivant un angle convenable avant de placer la monture de lunettes. Il agira alors de la manière suivante. Tenant à la main la monture de lunettes avec le miroir qui y est fixé, de façon à ce que l'ouverture centrale se trouve vis-à-vis sa pupille droite, et fixant l'articulation de manière que le dos du miroir soit parallèle à la monture de lunettes, il poussera le bord externe du réflecteur d'un quart de pouce au moins en avant ou en arrière, suivant que la lampe sera à droite ou à gauche du malade. Si la lampe est convenablement placée, et si l'observateur a bien choisi sa position, un beau disque lumineux apparaîtra à la partie postérieure de la gorge au moment où il placera la monture de lunettes. Lorsqu'on emploie la lumière directe, le premier temps est beaucoup simplifié, le malade n'a qu'à s'asseoir vis-à-vis la lentille adaptée à la lampe.

Deuxième temps. On engagera le sujet à sortir la langue, et l'observateur la tiendra avec douceur, mais solidement, entre le premier doigt et le pouce de la main gauche, le pouce étant au-dessus et le doigt au-dessous. Pour empêcher la langue de glisser, l'observateur enveloppera sa main d'une étoffe fine ou d'une serviette, et aura soin de tenir le doigt légèrement au-dessus du niveau des dents, pour éviter l'écorchure du frein. Dans les cas qui nécessiteront un traitement local, on apprendra au malade à tenir lui-même la langue au dehors afin que l'opérateur puisse introduire le miroir avec la main gauche, tandis qu'avec la main droite il appliquera les remèdes sur la partie lésée.

Troisième temps. Lorsque l'observateur aura pratiqué les deux premiers temps, il prendra un petit miroir d'un demi-pouce environ de diamètre, et, après avoir chauffé sa surface réfléchissante pendant quelques secondes au-dessus de la cheminée de la lampe (1) (pour éviter la

(1) Une méthode très-ingénieuse pour tenir le miroir à une température convenable et uniforme au moyen d'un courant électrique, a été imaginée par le docteur H. Wright. A la partie postérieure du miroir se trouve une petite cavité peu profonde qui contient une ganse de fil de platine soigneusement isolée ; cette ganse est en communication avec une batterie de deux ou trois éléments par deux petits fils de cuivre qui passent à travers la tige et le manche du miroir. Cette invention est prônée pour prouver l'utilité d'un cabinet de consultation pour ceux qui exercent la laryngoscopie ; mais le fait que le miroir ne peut être terni ne saurait être une raison pour le maintenir plus longtemps que d'habitude dans la bouche du malade. Un tel procédé tombera bientôt dans l'oubli.

condensation de la vapeur d'eau de l'air expiré), il le placera à la partie postérieure de la gorge. Avant l'introduction du miroir, le praticien en appréciera la température en le plaçant sur le dos de sa main : il évitera ainsi d'impressionner désagréablement le malade. Pour passer le miroir à la partie postérieure de la gorge avec aussi peu de gêne que possible pour le malade, on adoptera la méthode suivante. Le manche du miroir, tenu comme une plume, dans la main droite, sera rapidement introduit à la partie postérieure de la gorge, sa surface réfléchissante dirigée en bas et maintenue aussi loin que possible de la langue. La face postérieure du miroir reposera sur la luette que l'on repoussera un peu en haut et en arrière vers les narines postérieures.

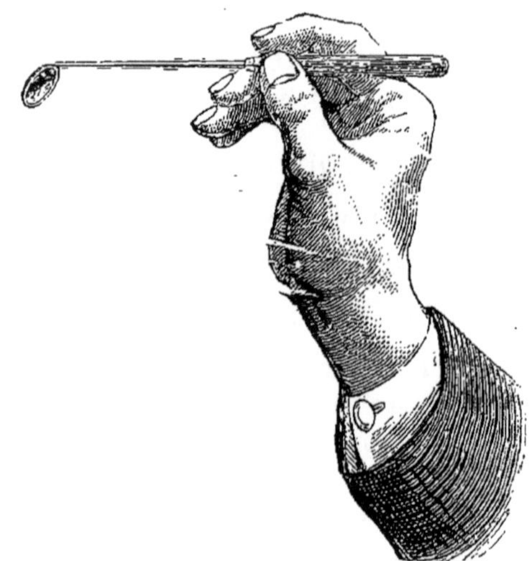

Fig. 12. — Position de la main et du miroir lorsqu'il a été convenablement introduit pour permettre de voir le larynx.

Lorsque le miroir aura été introduit de cette manière sans exciter l'irritation de la gorge, l'observateur soulèvera légèrement la main et la dirigera en dehors vers la commissure de la bouche. Ce mouvement rotatoire, qui modifie l'inclinaison du miroir et tourne sa surface réfléchissante davantage vers la perpendiculaire (tandis que la main est en même temps portée en dehors de la ligne de vision), sera effectué avec lenteur, afin de le suspendre dès que l'on apercevra le larynx. Après l'introduction du miroir, l'observateur peut, s'il le veut, le fixer en appuyant le troisième et le quatrième doigt contre la joue du malade.

L'angle exact sous lequel le miroir éclairera l'ouverture laryngée dépendra de nombreuses circonstances, telles que le degré de flexion en arrière de la tête du malade, l'angle que fait le plan de l'ouverture du larynx avec l'horizon dans le sujet observé et la direction que les rayons doivent suivre pour atteindre l'œil de l'observateur, c'est-à-dire, la position de celui-ci. Le praticien apprendra à introduire le miroir avec l'une ou l'autre main, car s'il se faisait quelque idée erronée sur un état asymétrique, il serait ainsi détrompé. Pour le diagnostic, il suffit d'être habile d'une seule main ; mais dans l'application des remèdes sur le larynx, il est essentiel d'être ambidextre.

Fautes a éviter. Les commençants, dans leur anxiété pour bien voir, donnent souvent naissance à une irritation à la gorge en tenant trop longtemps le miroir dans la bouche du malade ; on produit aussi le même état en remuant le miroir contre la partie postérieure de la gorge alors qu'il est en place. Le praticien se souviendra que lorsque des mouvements pour vomir se seront établis, il devient souvent impossible d'obtenir une bonne image du larynx dans la même séance. De plus, les efforts pour vomir causent une congestion temporaire assez intense de la membrane muqueuse du larynx, ce qui peut conduire à une conclusion erronée. Il vaut mieux introduire le miroir plusieurs fois, en le tenant chaque fois quelques secondes seulement dans la gorge, que de l'y laisser trop longtemps dans le but de limiter l'examen à une seule exploration. Le commençant aura soin de ne pas toucher la langue avec le miroir, ce qui irrite la gorge et souille la surface réfléchissante du miroir. On évitera cet écueil en tenant le dos du miroir très-près du palais, mais sans le toucher cependant. Chez quelques personnes la luette est toujours en contact avec la base de la langue; mais comme dans l'inspiration et la vocalisation, la luette est soulevée, on engagera ces malades à faire une inspiration profonde, ou à produire quelque son (comme ah! oh! eh!); le miroir peut alors être facilement glissé entre la luette et la langue. Toute violence et toute rudesse doivent être soigneusement évitées; on tiendra la langue avec douceur et l'on placera le miroir avec légèreté contre la luette. Les instruments compliqués pour tenir la bouche ouverte tombent presque forcément dans l'oubli. Aussi je ne puis recommander « le speculum laryngien » présenté récemment par le docteur de Labordette à l'Académie des sciences de Paris (1). Cet appareil ressemble au specu-

(1) De Labordette. *Note sur le speculum laryngien*. Paris, 1866.

lum ordinaire employé pour examiner d'autres canaux, il tient la bouche ouverte en même temps qu'un puissant ressort pousse la langue en avant et en bas. Par le fait, cet instrument ne présente aucun progrès et réunit les inconvénients des miroirs de Babington et d'Avery.

Difficultés spéciales. Nous avons déjà étudié les difficultés qui dépendent du défaut d'habileté du praticien. Quelques mots maintenant sur celles qui viennent du sujet. L'obstacle peut provenir soit d'une irritabilité insolite de la gorge ou d'une action particulière de la langue, soit de l'hypertrophie des amygdales, ou bien encore de la procidence de l'épiglotte. L'irritabilité de la gorge peut être inhérente à la nature de certains sujets, mais elle provient beaucoup plus souvent de la maladresse et de l'inexpérience du praticien. Beaucoup de malades peuvent être examinés avec facilité à la première séance ; il en est peu qui exigent un apprentissage. Avec les malades timides, les femmes surtout, la première fois que l'on emploie le laryngoscope, on fera bien de placer un instant le miroir à la partie postérieure du palais, sans chercher à voir. En introduisant le miroir une ou deux fois ainsi, on s'assure de la confiance du malade et l'on peut après faire un examen fructueux. Pour combattre l'irritabilité insolite de la gorge, on a recommandé d'administrer à l'intérieur des bromures de potassium et d'ammonium ; mais ma pratique m'a prouvé l'inutilité complète de leur usage. D'autres conseillent de faire respirer au malade quelques bouffées de chloroforme. Mais dans ces cas assez rares qui présentent beaucoup de difficultés, j'ai obtenu le meilleur résultat en faisant sucer de la glace deux minutes environ avant l'introduction du miroir. Les gorges les plus irritables ne peuvent résister à ce moyen. La conformation organique constitue, d'autres fois, la difficulté. Ainsi lorsque la langue est tirée au dehors, elle forme quelquefois une proéminence en arrière, qui rend difficile l'introduction du miroir et empêche de voir lorsque celui-ci est en place. Ce phénomène est dû à une action réflexe, et on l'évitera en tirant moins la langue au-dehors que dans les autres cas et en la tenant au niveau de la bouche (c'est-à-dire en ne l'abaissant pas vers le menton). Il faut alors prévenir le sujet de ne pas la pousser. Les amygdales hypertrophiées sont aussi un obstacle pour l'opérateur : alors on emploiera un petit miroir. Une épiglotte très-large et pendante est un obstacle sérieux pour la laryngoscopie, et lorsqu'elle est fort large elle peut empêcher de voir le larynx. Mais le même résultat est beaucoup plus souvent causé par la longueur anormale ou le relâchement des ligaments glosso-épiglottiques. Dans la production des notes élevées (fausset), l'épiglotte est généralement soulevée ; ce mouvement se produit aussi lorsqu'on rit ; l'observateur fera bien de profiter de ces faits physiologiques. Dans un certain nombre de cas, l'épiglotte demeure obstinément pendante. Pour la soulever, plusieurs instruments ont été inventés (par Voltolini, Bruns, Fournié, Lewin et autres (1) ;

(1) Le docteur P. C. Smyly a, dernièrement *, décrit un procédé ingé-

* *Dub. Quart. Journal.* Février 1866.

j'en ai moi-même imaginé un qui a prouvé son utilité dans quelques cas (*voir* page 68). La plupart de ces instruments causent une si grande irritation que l'on ne peut la plupart du temps les employer avec avantage. Lorsque l'épiglotte couvre le larynx, le miroir laryngien sera introduit très-bas dans la gorge, et plus perpendiculaire que dans les cas ordinaires. On pourra voir les cartilages aryténoïdes surmontés par ceux de Santorini et juger, avec assez de certitude, de la mobilité des cordes vocales ; mais l'état de la muqueuse qui recouvre ces cartilages ne peut cependant servir à établir sûrement celui des autres parties.

nieux par lequel, dans un cas compliqué par une langue large et immobile, il a pratiqué avec succès une exploration. Au moyen d'un forceps tenu par le pouce et le petit doigt, il dilatait le larynx et poussait l'épiglotte contre la langue, en même temps il introduisait la tige d'un miroir laryngien ordinaire fixée à l'index par un mamelon en caoutchouc faisant office de doigtier.

CHAPITRE IV

LE LARYNX A L'ÉTAT NORMAL, TEL QU'ON LE VOIT AVEC LE LARYNGOSCOPE

Nous ne nous proposons pas d'entreprendre l'anatomie des différentes parties du larynx, telle que la montre la dissection. Ce sujet est traité dans les différents ouvrages d'anatomie. Nous ne donnerons que la description de la surface interne du larynx, sans nous occuper des autres parties que l'on ne peut pas observer avec le miroir. L'analyse raisonnée de la formation de l'image a déjà été faite (page 42). Nous traiterons maintenant de la description spéciale de ces différentes parties. Dans quelques cas, en introduisant le miroir laryngien, on ne voit que l'épiglotte et la pointe des cartilages de Santorini ; dans d'autres, on distingue très-nettement les cordes vocales dans toute leur longueur, les bandes ventriculaires (fausses cordes vocales), les petits cartilages de Wrisberg et de Santorini, une portion du cartilage cricoïde, les anneaux de la trachée, et quelquefois même la bifurcation des bronches. L'image varie ordinairement entre ces deux extrêmes.

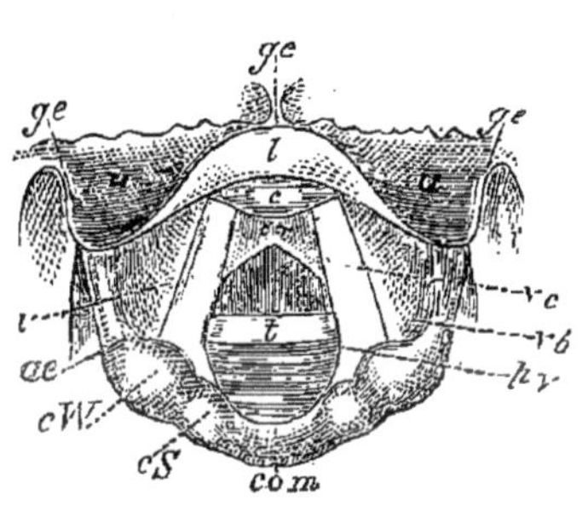

Fig. 13. — Dessin laryngoscopique montrant les cordes vocales largement séparées, et la position des différentes parties au-dessus et au-dessous de la glotte, pendant la respiration tranquille.

ge. Replis glosso-épiglottiques.
u. Face supérieure de l'épiglotte.
l. Lèvre de l'épiglotte.
c. Coussinet de l'épiglotte.
v. Ventricule du larynx.
ae. Repli ary-épiglottique.
c W. Cartilage de Wrisberg.
cS. Cartilage de Santorini.
com. Commissure aryténoïdienne.
vc. Corde vocale.
vb. Bande ventriculaire.
pv. Apophyse vocale.
cr. Cartilage cricoïde.
t. Anneau de la trachée.

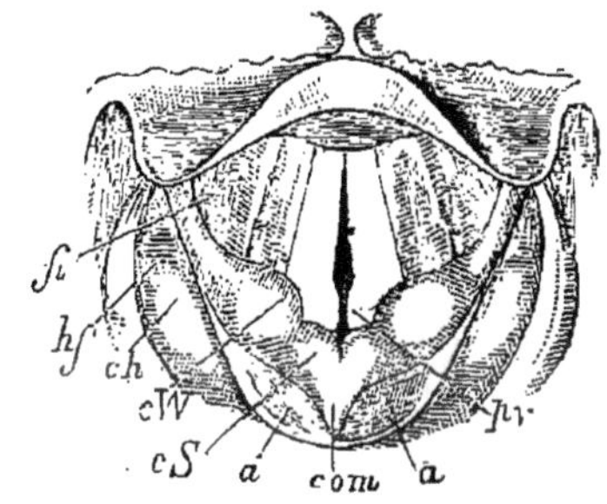

Fig. 14. — Dessin laryngoscopique montrant les cordes vocales rapprochées et la position des diverses parties pendant la vocalisation.

fi. Fosse innominée.
hf. Fosse Hyoïdienne.
ch. Corne de l'os hyoïde.
c W. Cartilage de Wrisberg.
cS. Cartilage de Santorini.
a. Cartilages aryténoïdes.
com. Commissure aryténoïdienne.
pv. Apophyse vocale.

Épiglotte. L'aspect de l'épiglotte varie beaucoup d'une personne à l'autre; elle peut être large ou étroite, grande ou petite, longue ou courte. Dans la plupart des cas on voit, 1° une partie de sa surface supérieure de chaque côté (*u*) ; 2° son bord libre et une petite portion de sa surface inférieure, se repliant vers le centre et formant une sorte de lèvre (*l*); et 3° une autre portion de sa surface inférieure, puis, au-dessous et à l'arrière de la lèvre, se projetant en une saillie arrondie, — le coussinet (*c*). La surface supérieure de l'épiglotte présente une couleur rose terne; la lèvre est d'une couleur jaune bien marquée, quoiqu'elle présente une nuance légèrement rosée; le coussinet est d'un rouge vif. Dans quelques cas on distingue toute la surface inférieure de l'épiglotte, dont la couleur est d'un rouge vif. Cette coloration normale de la surface inférieure de l'épiglotte peut être prise (pour ceux qui ne sont pas habitués à l'emploi du laryngoscope) pour une congestion de la membrane muqueuse.

Dans quelques cas, l'épiglotte est large (*voir* fig. 31), tandis que dans d'autres elle est excessivement étroite (fig. 36); chez quelques personnes on ne peut voir que sa surface supérieure (fig. 34); chez d'autres l'épiglotte est fortement redressée vers la langue, et toute sa surface inférieure est parfaitement visible (fig. 31). Au centre du bord libre se trouve une légère échancrure (fig. 31) qui donne à l'épiglotte, lorsqu'on la voit dans son ensemble, l'apparence d'une feuille. Mais le bord libre de la valve est plus souvent retourné sur lui-même, de sorte que dans la réflexion l'échancrure est perdue de vue et le bord apparaît arrondi (figures 13, 14 et autres).

Dans quelques cas, à cause de l'inclinaison de l'épiglotte, on ne voit dans le miroir que le profil de son bord libre (fig. 35). Dans ces cas, la valve est représentée seulement par une ligne mince. Au-dessus de l'épiglotte on voit les replis glosso-épiglottiques (*ge*) se dirigeant en haut et en arrière vers la langue; le profil de cet organe, c'est-à-dire son bord supérieur et postérieur, apparaît comme une ligne horizontale qui, à cause de la projection des papilles, est inégale.

REPLIS ARY-ÉPIGLOTTIQUES. Les replis ary-épiglottiques (*ae*) (1), qui forment les limites latérales de l'ouverture supérieure du larynx, se montrent dans le miroir, s'étendant obliquement en bas et en arrière de l'épiglotte, vers les cartilages aryténoïdes. Près de ces derniers se trouvent les sommets légèrement rosés des cartilages de Wrisberg (*cW*), et, un peu au delà des cartilages de Wrisberg, dans le même repli de la membrane muqueuse, se trouvent deux autres petites proéminences, les cartilages de Santorini (*cS*), surmontant les cartilages aryténoïdes.

CARTILAGES DE WRISBERG. Les cartilages de Wrisberg se présentent sous une apparence arrondie, mais quelquefois, surtout chez les personnes maigres, ils ont une forme triangulaire, — le sommet du triangle étant dirigé en dehors. Les cartilages de Santorini ont une forme arrondie dans les larynx parfaitement sains. Ces deux cartilages sont beaucoup plus distincts lorsque les cordes vocales sont rapprochées. Mais la netteté avec laquelle on voit ces petits cartilages laryngiens dépend de leur degré de développement et surtout de la quantité de tissus aréollaires sous-muqueux qui les entourent. Quelquefois le cartilage de Wrisberg n'est pas entièrement apparent et quelquefois il se développe acciden-

(1) A cause de l'extrême longueur du mot *aryténo-épiglottique*, à l'exemple des Allemands j'ai supprimé les troisième et quatrième syllabes de ce mot trop long.

tellement quelques petits cartilages entre lui et celui de Santorini. La largeur des replis ary-épiglottiques varie d'un individu à l'autre et, suivant les différents états du larynx, ils apparaissent larges, lorsqu'ils sont relâchés, comme dans l'inspiration, et étroits lorsqu'ils sont tendus, comme dans le rapprochement des cordes vocales, — surtout dans la production des notes élevées. Les replis ary-épiglottiques ont été bien décrits par Stœrck comme ayant presque la même couleur que les gencives. Les cartilages de Wrisberg et de Santorini ont une couleur plus foncée et plus éclatante que les autres parties de la membrane muqueuse.

Cartilages aryténoïdes. Les cartilages aryténoïdes (*a*) sont facilement reconnus à cause des petits cartilages de Santorini qui les surmontent. C'est lorsque les cordes vocales sont rapprochées, qu'on les distingue le mieux. La membrane muqueuse qui les recouvre a généralement une teinte plus rouge que celle qui forme les replis ary-épiglottiques. Entre les cartilages aryténoïdes se trouve un pli de la membrane muqueuse, commissure inter-aryténoïdienne, qui est surtout apparente lorsque la glotte est largement ouverte (fig. 13, *com*) ; lorsque les cartilages aryténoïdes sont rapprochés, la commissure se replie et est portée en arrière (fig. 14, *com*). Cette partie est d'une couleur jaune rosée.

Bandes ventriculaires. Les bandes ventriculaires (*vb*), que l'on appelle communément fausses cordes vocales (1), sont les replis de la membrane muqueuse que

(1) *Note sur la nomenclature.* L'emploi de cette dénomination « fausses

l'on voit au-dessous des replis ary-épiglottiques. Elles se dirigent obliquement dans le diamètre antéro-postérieur du larynx, des cartilages aryténoïdes à l'épiglotte. Elles sont épaisses, plus proéminentes et d'une couleur rouge plus prononcée que les replis ary-épiglottiques. Elles sont plus minces, plus saillantes et moins colorées sous l'éclairage à leur bord inférieur, par lequel est limité le ventricule que dans le reste de leur étendue.

Fosses innominées. Lorsque les cordes vocales sont rapprochées, on voit une petite dépression près de l'épiglotte, entre les bandes ventriculaires au-dessous et les replis ary-épiglottiques au-dessus, que je propose d'appeler fosses innominées (*fi*).

Ventricules du larynx. Les ouvertures des ventricules apparaissent comme des lignes foncées entre les bandes ventriculaires et les cordes vocales. On les distingue très-bien dans les larynx, sains d'ailleurs, des sujets maigres prédisposés aux affections spasmodiques.

Cordes vocales. Les cordes vocales (*vc*), lorsqu'elles

cordes vocales » non-seulement consacre une erreur physiologique, mais oblige à qualifier les cordes vocales véritables du mot « vraie. » Lorsqu'un sujet est de peu d'importance, sa nomenclature demande moins d'attention; mais lorsqu'il excite un grand intérêt, on doit éviter avec soin tous les termes incorrects et défectueux. Les ligaments supérieurs du larynx, dans l'état normal, n'ont aucune influence directe sur la vocalisation, ils bordent simplement l'orifice ventriculaire. En appelant ces ligaments « bandes ventriculaires, » je ferai observer que l'expression correspondante « taschenbander, » commence à être employée en Allemagne. Je ferai encore observer que si l'on appelait les bandes ventriculaires ligaments supérieurs du larynx, les cordes vocales deviendraient les ligaments inférieurs du larynx. On comprendra parfaitement l'inconvénient de tels noms donnés à des parties si importantes sont visibles, ne peuvent tromper. Elles se présentent sous l'aspect de deux cordes d'un blanc nacré allant de la base des cartilages aryténoïdes à l'angle du cartilage thyroïde. Pendant l'inspiration, on les voit se toucher vers leur insertion antérieure, mais elles sont séparées d'un quart ou d'un demi-pouce en arrière. Pendant la phonation, elles deviennent parallèles et paraissent se rapprocher. On voit chaque corde vocale se terminer à l'angle de la base des cartilages aryténoïdes, appelé apophyse vocale (*vp*). Pendant l'inspiration, cet angle est dirigé en dehors, et la glotte présente une forme lozangique ; mais, lorsque les cordes vocales se rapprochent l'une de l'autre, cet angle est dirigé en dedans. Cet apophyse divise la glotte en portions inter-cartilagineuse et inter-ligamenteuse.

Aspect sous-glottique. Au-dessous des cordes vocales, on distingue le cartilage cricoïde à sa couleur jaune (*cr*); au-dessous de ce cartilage, on voit les anneaux de la trachée (*t*) qui soulèvent la membrane muqueuse et entre lesquels celle-ci est d'une couleur rose pâle. Quelquefois, deux anneaux foncés, peu distincts (les ouvertures des bronches), apparaissent de chaque côté d'une ligne brillante (l'angle de division des bronches), qui indique la bifurcation de la trachée. Dans quelques cas très-rares, un rayon de lumière peut être projeté dans la bronche droite.

Fosses hyoïdiennes. Quoique la fosse hyoïdieene (*hf*) soit située en dehors du larynx, il est cependant nécessaire de la mentionner ici, parce que des corps étrangers peuvent venir s'y loger. Elle est limitée, vers son côté interne, par les replis ary-épiglottiques, et vers son côté externe, par la surface interne du cartilage thyroïde. Partant de la paroi externe et formant quelquefois le plancher de la fosse hyoïdienne, on voit la grande corne de l'os hyoïde faisant saillie sous la membrane muqueuse.

CHAPITRE V

ACCESSOIRES DE LA LARYNGOSCOPIE

Section I. — Auto-laryngoscopie.

Ceux qui désirent acquérir la dextérité nécessaire pour l'introduction du miroir à leurs dépens plutôt qu'à celui de leurs malades, ou ceux qui désirent faire la démonstration de leur larynx, devront apprendre à employer le laryngoscope sur eux-mêmes.

Lorsque l'on pratique l'auto-laryngoscopie, il faut, en outre du réflecteur circulaire et du miroir laryngien, un autre miroir. On le placera dans une position telle que l'autoscopiste puisse voir sur lui l'image réfléchie du miroir laryngien.

Le professeur Czermak a imaginé un appareil spécial pour l'auto-laryngoscopie. Il est composé d'un large réflecteur et d'un miroir quadrilatère supportés l'un et l'autre par une tige verticale. Ces miroirs sont placés à environ un pied l'un de l'autre et peuvent être tournés dans toutes les directions et fixés à la hauteur que l'on juge convenable. Pour se servir de cet appareil, l'observateur s'assied près d'une table, le miroir quadrilatère est placé à quelques pouces au-devant de sa bouche, et le réflecteur à un pied en arrière de de ce miroir. La flamme de la lampe est placée près du miroir quadrilatère, dont le bord supérieur doit être au niveau du bord inférieur du réflecteur placé derrière lui. L'observateur projette la lumière dans sa gorge avec avec le réflecteur, introduit le miroir laryngien échauffé, et voit l'image dans le miroir quadrilatère. Les personnes placées au-devant de l'expérimentateur voient l'image dans le miroir laryngien, et celles qui sont derrière lui l'aperçoivent comme lui dans le miroir quadrilatère. Pour ceux qui désirent faire des observations physiologiques, c'est la meilleure méthode pour pratiquer l'auto-laryngoscopie.

Ceux qui objectent l'emploi d'un appareil spécial peuvent se servir du réflecteur ordinaire pour l'auto-laryngoscopie. Dans ce cas, il suffit d'avoir une tige verticale de télescope d'un pied et demi de longueur et ayant une base large et massive. Au sommet de la tige se trouve une petite boule en saillie qui s'adapte, par emboîtement, à la jointure placée à la partie postérieure du réflecteur ordinaire. Le réflecteur est posé sur une table à environ dix-huit pouces de l'observateur, lequel tient, au-devant de lui, un petit miroir de toilette dont la monture doit être très-légère. D'ailleurs l'examen est conduit comme nous l'avons déjà décrit.

Une méthode ingénieuse et très-simple d'auto-laryngoscopie a été recommandée par le docteur Georges Jonhson. L'observateur fixe sur lui-même le réflecteur ordinaire comme s'il allait examiner un malade, et se place devant un miroir de toilette. Une lampe est posée à l'un des côtés de l'observateur, sur la même ligne que le miroir et un peu derrière lui. L'observateur, en plaçant le réflecteur dans une situation convenable, projette la lumière sur l'image de sa gorge qu'il voit dans le miroir de toilette. Il introduit alors le miroir laryngien, et l'image du larynx qui s'y forme est aperçue dans le miroir de toilette par l'expérimentateur et par les personnes qui sont derrière lui. En pratiquant l'auto-laryngoscopie de cette manière, l'observateur doit diriger la lumière suivant le mode employé pour l'examen des malades, et il apprend ainsi à surmonter une des difficultés de la laryngoscopie. Le seul inconvénient de cette méthode, comparée à celle de Czermack, consiste en ce que les rayons lumineux sont réfléchis une fois de plus avant d'atteindre le larynx, ce qui rend l'image un peu moins nette.

Section II. — Récipro-laryngoscopie (1), ou démonstration du larynx des sujets en observation.

En voyant des malades en consultation, le laryngoscopiste désire souvent être soutenu par l'opinion d'un collègue qui peut ne pas être familiarisé avec l'emploi du laryngoscope. D'autres fois, le professeur peut vouloir montrer aux élèves le larynx des malades. Les

(1) Laryngoscopie est le terme employé quand un observateur examine e larynx d'une autre personne; auto-laryngoscopie veut dire examiner son propre larynx; récipro-laryngoscopie s'emploie pour exprimer une méthode particulière d'exploration dans laquelle le larynx d'une personne est réciproque à plusieurs autres. Si quelqu'un trouve un mot plus simple, mais ussi exact, je serai le premier à l'adopter.

difficultés qui se présentent quand on veut montrer le larynx d'un sujet à une troisième personne ont été parfaitement signalées par le docteur Smyly (de Dublin), qui a trouvé le moyen de les surmonter. Je cite ses propres paroles : « Dans la méthode ordinaire, lorsque l'observateur a obtenu une image complète des cordes vocales, il engage son collègue à venir observer ; celui-ci, en plaçant sa tête à côté de celle de l'observateur, n'aperçoit qu'une portion de l'image, telle qu'une partie de l'épiglotte, ou un car-

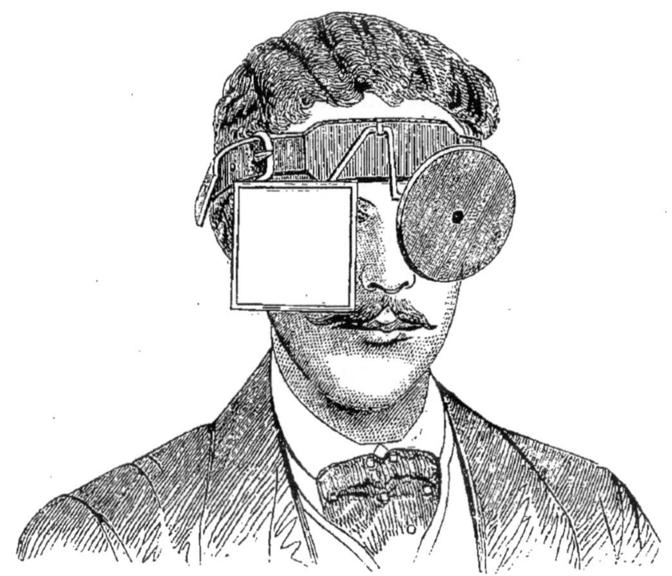

Fig. 15. — Recipro-laryngoscope du docteur Smyly.

tilage aryténoïde, ou peut-être une des cordes vocales. En s'efforçant de mieux voir, il pousse la tête de l'observateur, ce qui déplace la lumière, ou bien il peut en heurter la main et faire naître ainsi des nausées. Bien d'autres inconvénients se présenteront à l'esprit de ceux qui ont pratiqué la laryngoscopie; je les passerai ici sous silence.

« Mon addition consiste simplement en un miroir à surface plane en excellent verre, monté sur cuivre, comme le miroir concave ordinaire, en un second tube fendu adapté très-exactement au tube qui existe sur tous les bandeaux frontaux de Weiss, et en une tige de cuivre dont les extrémites sont coudées sous un angle de 45°.

« La manière d'employer ce miroir est la suivante : le laryngoscope est placé comme d'habitude au-devant de l'œil droit ou de l'œil gauche. La tige de cuivre est fixée par une de ses extrémités dans le tube qui est à côté de celui qui tient la tige supportant le réflecteur, et mon miroir carré est adapté à l'autre extrémité, comme le montre la figure.

« Le miroir employé doit être aussi parfait et à faces aussi parallèles que possible pour que la déperdition de lumière soit réduite à son minimum.

« En terminant, je dirai que l'addition de poids qu'amène le miroir carré est à peine sensible lorsqu'il est construit avec l'habileté bien connue de MM. Spencer et fils (de Dublin) (1). »

Section III. — Laryngoscopie infra-glottique ou trachéoscopie (2).

Lorsqu'après avoir pratiqué la trachéotomie, on em-

(1) *Dublin Quarterly Journal*, vol. XXXVI, Aug., 1863.

(2) Comme ce n'est pas la trachée que l'on examine, le mot trachéoscopie est évidemment incorrect, et l'expression laryngoscopie infra-glottique exprime mieux cette méthode d'investigation.

ploie une canule fenêtrée, on peut introduire dans ce conduit un petit miroir dont on dirige la surface réfléchissante en haut. Alors l'observateur peut voir le larynx de bas en haut.

Cette méthode a été imaginée en 1858 par le docteur Neudörfer, et mise en pratique avec succès, pour la première fois, par le docteur Czermak, l'année suivante. Depuis lors, plusieurs observateurs ont examiné des malades de la même manière, et moi-même j'ai eu l'occasion d'appliquer plusieurs fois cette méthode d'examen. Un médecin a pu, sur lui-même, faire plusieurs observations intéressantes qui ont été rapportées par le docteur Semeleder. Ce mode d'examen du larynx, quoique d'une application assez limitée, est cependant d'une grande importance, car fréquemment, lorsque la canule est laissée à demeure, la laryngoscopie ne peut être exécutée, suivant la méthode ordinaire, à cause d'anciennes cicatrices qui tiennent l'épligotte inclinée sur le larynx. Il est bon de noter que les cordes vocales, vues par leur face inférieures, présentent une couleur rosée, tandis qu'elles paraissent blanches lorsque le miroir laryngien est appliqué contre la luette.

Section IV. — Instruments grossissants.

Divers instruments ont été imaginés pour augmenter les dimensions de l'image laryngienne, mais ils ne sont pas employés dans le traitement des maladies. Au commencement de 1859, le docteur

Wertheim (de Vienne) recommanda l'usage de miroirs laryngiens concaves. Plus tard, le docteur Ludwig Türck (de Vienne), appelant l'attention sur ce fait que l'image laryngienne est formée de plusieurs parties situées à des distances différentes, essaya l'emploi d'un petit télescope (!!) qu'il fixait à son appareil d'éclairage ; enfin Voltolini y adapta une lunette de spectacle (!!!), dont il ne pouvait se servir qu'en employant la lumière solaire.

Section V. — Micromètres

Pour mesurer la dimension exacte des différentes parties du larynx, et pour apprécier les distances, Merkel (de Leipsig) et L. Mandl (de Paris) ont eu l'idée de faire rayer une échelle sur le miroir laryngien. Le docteur Semeleder pense que ce mode de mensuration fait perdre une partie de la surface réfléchissante du miroir, et propose de faire graver l'échelle sur la monture du miroir. Quoique ces micromètres puissent être avantageusement employés en physiologie, ils ne présentent aucune utilité pour le médecin.

Section VI. — Pincette épiglottique.

Dans un certain nombres de cas, il est impossible de voir l'intérieur du larynx d'une façon satisfaisante, à cause de l'inclinaison de l'épiglotte. Cette particularité, qui dépend de la longueur des replis glosso-épiglottiques, est le plus souvent congénitale, mais quelquefois elle est produite par un état d'atonie de tout le sys-

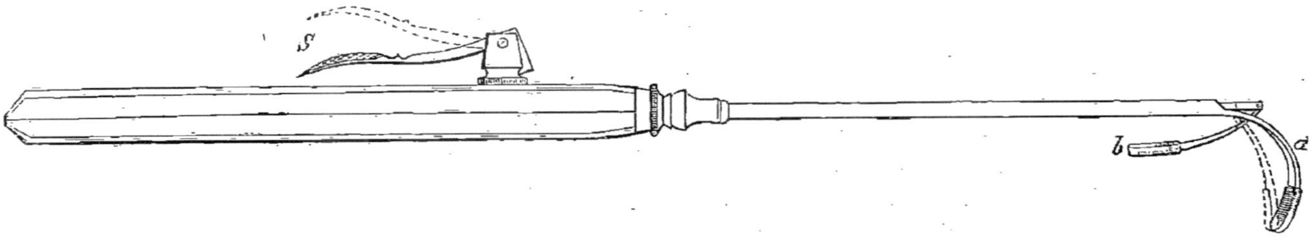

Fig. 16. — Pincette épiglottique.

Lorsque le ressort S est maintenu en bas, les deux lames a et b sont largement ouvertes, et la lame b demeure appliquée contre le tube, qui se trouve à un quart de pouce au-dessus. L'opérateur passe la lame a derrière et au-dessous de l'épiglotte, et porte l'opercule légèrement en avant et en haut; il retire alors son doigt du ressort S, la lame b s'avance vers la lame a, et l'épiglotte est doucement maintenue entre elles. Ces lames a et b sont larges d'un quart de pouce, légèrement convexes du même côté (la convexité étant dirigée en avant), et recouvertes de caoutchouc.

tème. Dans les cas où l'épiglotte ne recouvre pas tout le larynx, elle cache souvent le tiers antérieur des cordes vocales. Après avoir imaginé plusieurs instruments qui ne remplissaient pas le but que je me proposais, je suis arrivé à la pincette qui est représentée dans la figure ci-jointe. Un instrument pour tenir et porter en avant l'épiglotte, ne doit pas seulement atteindre ce résultat, il faut encore qu'il n'irrite pas la gorge du malade. Je me suis plusieurs fois servi avec avantage de cette pincette, mais j'appelle l'attention des laryngoscopistes sur ce sujet, car je pense qu'un instrument parfaitement efficace pour soulever l'épiglotte serait le plus utile des perfectionnements à apporter dans l'art de la laryngoscopie. Dans ma pincette, la lame antérieure se courbe en rond de manière qu'elle passe derrière et au-dessous de l'épiglotte, tandis que la lame postérieure, la seule mobile, s'ouvre dans l'étendue d'un demi-pouce et s'étend sur le tube qui contient le fil métallique qui la meut. L'instrument est maintenu ouvert en pressant avec l'index le ressort placé sur le manche. Lorsque la lame antérieure a été passée au-dessous de l'épiglotte et qu'elle l'a légèrement soulevée et portée en avant, l'opérateur retire son doigt du ressort, et les lames, en se fermant, tiennent l'appareil dans la position désirée. Les lames sont larges, plates et recouvertes de caoutchouc.

Section VII. — Fixateur.

Lorsqu'on applique des remèdes ou qu'on opère sur le larynx, dans les cas où il est nécessaire d'employer la pincette pour maintenir l'épiglotte, une main étant employée pour introduire l'instrument (pinceau, lancette ou forceps) et l'autre pour tenir la pincette, il faut se servir d'un appareil pour tenir le miroir laryngien. Plusieurs instruments ont été inventés pour cet objet. Le *Medical Times*, du 8 août 1863, donne la description de celui qui a été construit d'après mes indications. Depuis, cet instrument m'a été d'une grande utilité dans quelques cas. Il est composé d'une pièce buccale et d'une bande d'acier passant au-dessus de la tête et s'étendant jusqu'au-dessous de la protubérance occipitale, où elle se termine par un large coussinet qui sert à la fixer. La pièce buccale est formée de deux parties, l'une perpendiculaire et l'autre horizontale. La partie perpendiculaire, longue de deux pouces et large d'un pouce, repose contre la lèvre supérieure. La partie horizontale pénètre dans la bouche. L'angle intérieur, résultant de la jonction des deux parties, correspond au sommet des dents de devant. La surface supérieure de la partie horizontale est couverte d'une mince couche de bois, servant à préserver les dents du contact du métal. Dans la partie perpendiculaire, il y a une coulisse qui en parcourt toute la longueur et dans laquelle passe une plaque mince en acier, se terminant par un anneau en forme de tube. A travers cet anneau court une tige perpendiculaire, ayant à l'une de ses extrémités une sorte de pince formée par deux larges lames en

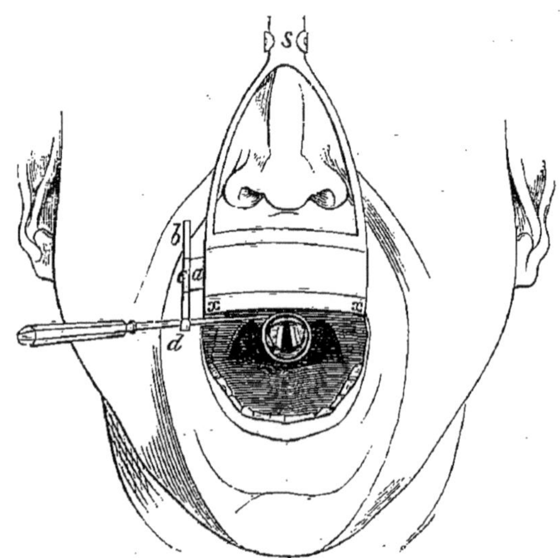

Fig. 17. — Fixateur pour tenir le miroir laryngien après son introduction. Une large plaque de métal repose contre la lèvre supérieure; de son bord inférieur x se détache une petite plaque métallique qui passe sous les dents supérieures.

s. Ressort en acier, qui passe au-dessus et en arrière de la tête et s'étend jusqu'au-dessous de la protubérance occipitale, où il se termine par un coussinet.

a. Petite plaque de métal, pouvant entrer sous la plaque large et creusé qui la reçoit par le côté droit ou le côté gauche. On tire la petite plaque de la longueur voulue pour que son extrémité libre corresponde à la commissure de la bouche. Elle est terminée en *c*.

c. Anneau tenant une tige perpendiculaire *b* que l'on fixe à différentes hauteurs dans l'anneau.

d. Extrémité de la tige terminée par une sorte de pince à ressort. Les lames de la pince sont larges et courbées en dedans, de manière à former une coulisse dans laquelle la tige du miroir passe aisément, et dont on peut aussi la retirer sans peine. Comme la tige perpendiculaire tourne dans l'anneau *c*, les lames peuvent s'ouvrir suivant toutes les directions.

acier. Ces lames, qui peuvent être écartées sous un angle considérable, se rapprochent par leur élasticité propre, et tiennent solidement le miroir. La tige perpendiculaire est mobile dans l'anneau, de sorte que l'on peut la fixer à toute hauteur, et que les lames peuvent être dirigées suivant toutes les directions. La plaque d'acier n'étant pas fixée dans sa coulisse, le miroir laryngien peut, suivant les cas, être placé aussi près de la commissure de la bouche qu'on le juge convenable. La plaque d'acier pouvant être passée dans la coulisse, d'un côté comme de l'autre, on peut fixer le miroir laryngien soit du côté droit, soit du côté gauche de la bouche. La figure 17 de la page 71 explique le mode d'emploi de l'instrument et montre le miroir en place.

Section VIII. — Support pour la tête.

La plupart des personnes dont on va examiner la gorge, se penchent en arrière sur leur chaise, élèvent la tête et ouvrent la bouche. Cette attitude est mauvaise pour pratiquer la laryngoscopie; le corps et la tête doivent être tenus droits. Dans beaucoup de cas, surtout chez les sujets nerveux, quand il s'agit d'appliquer des remèdes ou d'opérer sur le larynx, il est à désirer que la tête soit fixée. Dans ce but, j'emploie un support pour la tête, qui ressemble beaucoup à celui des photographes, avec cette différence toutefois qu'au lieu d'être placé sur un pied il est fixé à une chaise. Une plaque solide de métal, terminée par un anneau faisant saillie derrière le siége, est vissée à la surface inférieure du cadre qui supporte le siége d'une chaise ordinaire (*fig.* 18) ; un autre anneau est vissé à la traverse supérieure du dossier. Une forte tige en fer passe perpendiculairement à travers ces anneaux. Immédiatement au-dessus de l'anneau supérieur, elle est courbée en avant sur une longueur d'un demi-pied, puis elle se dirige verticalement en haut de la longueur d'un pied. Cette courbure empêche le sujet de se porter en arrière. Un large coussinet de forme demi-cir-

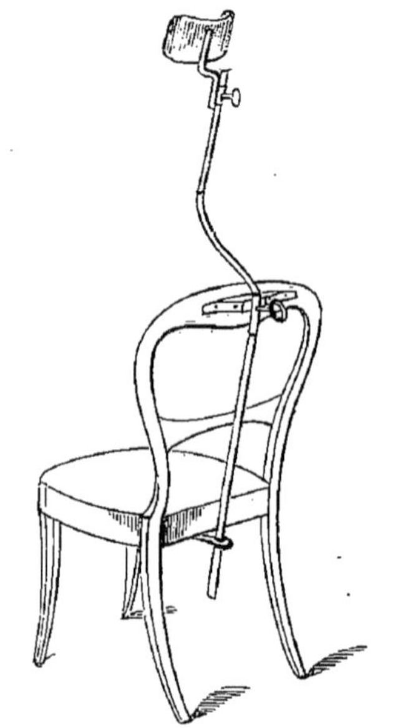

Fig. 18. — Support pour la tête.

culaire qui doit supporter la tête, glisse sur la partie verticale de la tige et peut être fixé à toute hauteur. Le malade peut soulever la tête, mais il ne peut la porter ni en arrière ni de côté. L'appareil n'est pas disgracieux si la partie métallique est en cuivre, et lorsqu'on ne l'emploie pas, on peut enlever le support de la tête et la tige verticale. Cet appareil présente non-seulement l'avantage d'éviter une perte de temps au praticien, mais encore celui de diminuer considérablement les efforts fatigants de résistance du malade.

CHAPITRE VI

DE L'APPLICATION DES REMÈDES DANS LE LARYNX AU MOYEN DU LARYNGOSCOPE

Section I. — Solutions.

PINCEAU LARYNGIEN. Pour appliquer des solutions sur le larynx, on se sert de pinceaux en poil de chameau ou d'écureuil, coupés carrément à leur extrémité et fixés solidement à un fil d'aluminium courbé sous un angle convenable. L'angle sous lequel le fil est courbé variera entre quatre-vingt-dix et cent vingt degrés, suivant que l'on voudra atteindre l'insertion antérieure des cordes vocales ou les cartilages aryténoïdes; mais, pour la plupart des cas, l'angle de cent huit degrés sera le plus convenable. De l'angle à l'extrémité du pinceau, l'instrument peut mesurer un pouce et demi à deux pouces et demi, et de l'angle au manche, environ quatre à cinq pouces. Le manche sera de forme et grandeur convenables. On veillera à ce que le pinceau soit bien assujetti au fil. Au lieu d'un fil d'aluminium, on peut se servir d'un fort fil de cuivre revêtu d'une couche d'argent, ou bien d'un fil d'argent. Le praticien doit être muni de pinceaux de différentes grosseurs et inclinés sous différents angles. Le pinceau laryngien est très-convenable pour appliquer les solutions caustiques, astringentes, altérantes ou sédatives. Les journaux de médecine contiennent assez d'observations de cas d'inflammations aiguës et chroniques, traités avec succès par les remèdes topiques, pour qu'il soit à peine nécessaire d'apporter ici de nouvelles preuves de la valeur de ce traitement local. Cependant je citerai les deux observations suivantes pour montrer quels heureux résultats on peut obtenir par ce traitement très-simple.

PREMIÈRE OBSERVATION.

Aphonie datant de plus de deux ans, désorganisation étendue des cordes vocales ; tumeur verruqueuse sur la surface inférieure de l'épiglotte. Guérison de l'aphonie par des applications locales de nitrate d'argent.

M. W., de Sligo, me consulta, en juin 1862, pour une aphonie qui existait depuis le mois de novembre 1859. En examinant avec le laryngoscope, les cordes vocales paraissaient d'un gris sale et dans un état avancé de désorganisation; leurs bords étaient dentelés d'une manière particulière, de telle sorte que les encochures que présentait la corde vocale, d'un côté, pénétraient dans les dépressions correspondantes de l'autre corde vocale; sur la partie médianne de la surface inférieure et près du bord de l'épiglotte on voyait une petite excroissance arrondie. Ce cas ne présentait aucun caractère syphilitique, et l'état du larynx paraissait se rattacher à un catarrhe grave et tenace. J'eus l'avantage d'une consultation avec le professeur Czermak. Il pensa comme moi que le traitement serait peu efficace, du moins sur l'état des cordes vocales. Son avis concorda avec le mien, en recommandant l'application locale de fortes solutions de nitrate d'argent. Aucun de nous cependant ne pensa aux émissions sanguines.

J'appliquai ce remède dans l'intérieur du larynx, huit ou neuf fois, mais sans aucun effet apparent. M. W... retourna en Irlande et le même traitement fut continué par le docteur Wood (de Sligo). Après plusieurs mois de traitement, le chuchotement était remplacé par une voie rude; et lorsque M. W... vint de nouveau me consulter, en septembre 1863, les bords des cordes vocales étaient dans un meilleur état, la corde vocale droite était presque lisse et la voix, quoique rauque, était distincte. La petite tumeur verruqueuse avait considérablement diminué. La figure 19 montre l'état du larynx lorsque le malade commença le traitement.

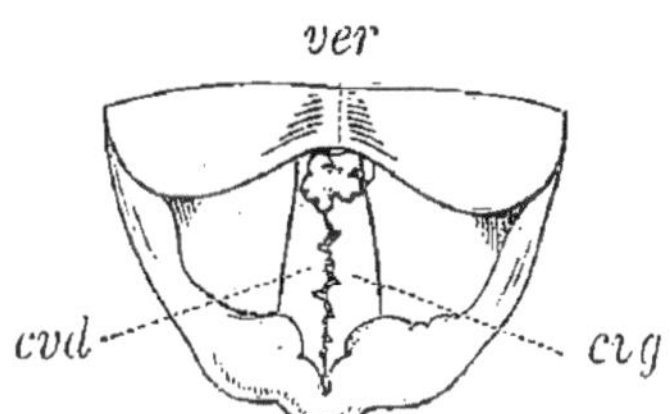

Fig. 19. — Aspect dentelé des cordes vocales et verrue de l'épiglotte.

ver. Verrue à la face inférieure de l'épiglotte.
cvd. Corde vocale droite.
cvg. Corde vocale gauche.

DEUXIÈME OBSERVATION.

Excroissances verruqueuses sur le replis ary-épiglottique et sur la bande ventriculaire droite, détruites par l'application de solutions de nitrate d'argent.

C. A..., âgée de quarante-deux ans, de Diss, dans le

Norfolk, vint à l'hôpital pour les maladies de la gorge, en avril 1863. Cette malade était mère d'une nombreuse famille jouissant d'une bonne santé. Elle était atteinte d'aphonie depuis deux ans, mais elle était d'ailleurs bien portante. Elle rapportait son aphonie à un coup de froid. Elle était constamment sollicitée à débarrasser sa gorge d'un obstacle. Au moyen du laryngoscope, on vit que l'aphonie dépendait de la présence de nombreuses petites excroissances verruqueuses situées sur le repli ary-épiglottique et sur la bande ventriculaire droite. Il y avait aussi une légère congestion des cordes vocales. (Voir *fig.* 20). L'emploi d'une forte solution de nitrate d'argent (sept grammes vingt centigrammes sur trente grammes), appliquée fréquemment pendant plusieurs semaines, permit à cette malade de parler à haute voix, mais cependant cette voix était empreinte de rudesse. Lorsque la malade fut obligée de retourner à la campagne, la plus grande partie de l'excroissance était détruite, il n'en restait plus qu'une petite partie sur la bande ventriculaire.

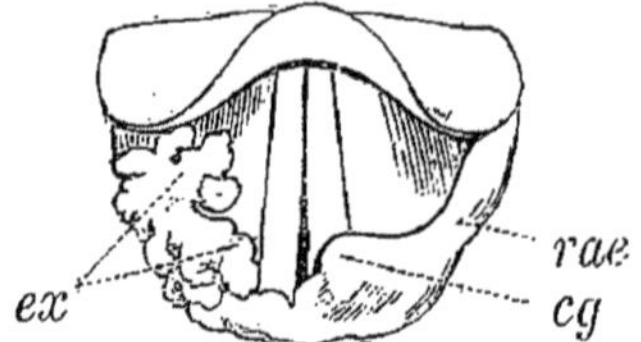

Fig. 20. — Excroissances sur le repli ary-épiglottique droit.

ex. Excroissances. Elles paraissent avoir poussé le cartilage de Wrisberg droit en bas en dehors et sous le repli ary-épiglottique, de sorte qu'on ne le voit pas.
rae. Repli ary-épiglottique droit.
cg. Cartilage de Wrisberg gauche.

Les différentes formes d'inflammations laryngiennes sont, la plupart du temps, analogues aux conditions morbides semblables se rencontrant dans les autres parties du corps, et le praticien, dans le choix des remèdes, sera guidé par son expérience. Je ferai remarquer cependant que les médicaments que j'ai trouvés les plus efficaces sont : les solutions de nitrate d'argent (de 3,60 à 7,20 sur 30), de perchlorure de fer (de 7,20 sur 30), de sulfate de cuivre (de 0,60 sur 30), de sulfate de zinc (de 0,30 sur 30), d'alun (de 1,80 sur 30), d'acide carbolique (de 1,80 à 5,40 sur 30) et d'iode. La solution de perchlorure de fer est celle dont je me sers le plus souvent. La glycérine est un dissolvant utile pour la plupart de ces agents, sa densité est plus convenable que celle de l'eau pour permettre un contact prolongé des remèdes sur la membrane malade. L'alternance des remèdes topiques est souvent efficace dans le traitement des laryngites chroniques, comme dans celui des inflammations chroniques des autres muqueuses.

Appareil a injection laryngée. Diverses sortes de seringues ont été inventées pour injecter les fluides dans la cavité laryngienne. Je ne conseille pas cette méthode de traitement, mais ceux qui désireront l'employer trouveront dans la seringue de Rauchfuss, modifiée par moi, un instrument commode. C'est un tube creux en vulcanite et convenablement courbé pour être introduit dans le larynx. Près du point de jonction du tube avec le manche, à la partie supérieure de l'instrument, se trouve une petite boule creuse en caoutchouc, qui communique avec l'intérieur du tube. L'injecteur est rempli en faisant le vide dans le tube et en plaçant le bout de l'instrument dans la solution à employer.

Cet injecteur est composé de deux parties, de sorte que le même manche peut être employé avec différents tubes. Les extrémités des tubes sont façonnées d'une manière variable; les unes ont un grand nombre de petits trous, de manière que le liquide s'échappe en pluie; d'autres n'ont qu'une seule ouverture sur le côté, pour que le liquide s'échappe dans une direction déterminée, etc.

La principale objection à faire contre l'emploi des appareils à injection, c'est que, par ce mode d'application, on produit plus facilement un état spasmodique qu'avec les pinceaux, et qu'on ne peut pas limiter exactement la quantité de liquide ou en restreindre l'application à certains points comme on peut le faire avec ceux-ci. L'appareil à injection est tenu entre le pouce et le second doigt, l'index restant libre pour presser sur la boule lorsque l'extrémité de l'instrument est placé dans le larynx.

Pulvérisation. Pour appliquer sur le larynx des liquides dans un état de division très-considérable, plusieurs sortes de pulvérisateurs ont été inventés. L'appareil de Mathieu, modifié par Mayer, est le meilleur de tous. La figure ci-après explique le principe de son action. Il peut être avantageusement employé dans les cas de congestion générale et de relâchement de la membrane muqueuse. Son emploi, dans les affections de la gorge, est surtout indiqué dans les cas où le malade ne peut visiter son médecin assez souvent, ce qui l'oblige de conduire lui-même son traitement. Les solutions faibles d'acide carbolique (0,30 sur 30), de tannin (0,30 sur 30), de perchlorure de fer (0,18 sur 30), employées de la sorte, m'ont généralement réussi. Les solutions caustiques ne doivent pas être mises en usage avec les pulvérisateurs.

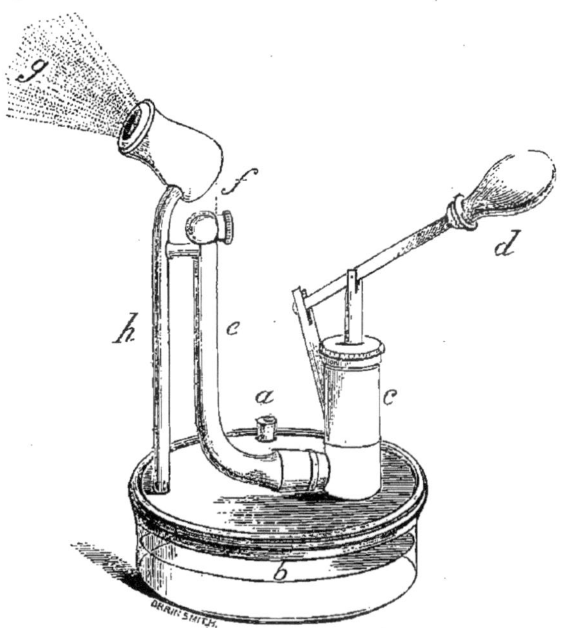

Fig. 21. — Pulvérisateur de Mayer.

Le liquide médicamenteux est versé par un petit entonnoir *a*, dans un vase en verre *b*; il en est chassé au moyen de la pompe *c* mise en mouvement par la poignée d'un levier *d*, suit le tube en caoutchouc *e* et sort par la petite ouverture *f*; de là il pénètre dans une chambre en caoutchouc en forme de cloche, et il arrive pulvérisé en *g*. Le liquide non utilisé s'écoule en *h* et retombe dans le vase *b*. On remarquera que le liquide médicamenteux n'est en contact qu'avec du verre et du caoutchouc. Le malade aspire le liquide pulvérisé en *g*, c'est-à-dire en se plaçant à quelques pouces de l'embouchure de l'instrument.

Section II. — Poudres.

Les substances réduites en poudres peuvent être introduites dans le larynx par plusieurs moyens; l'appareil du docteur Edouard Fournié (1), ou bien celui

(1) L'instrument du docteur Édouard Fournié est construit par Robert et Collin (de Paris).

Éd. Fournié, *Bulletin de l'Acad. de médecine*, t. XXXII, page 71, séance du 16 octobre 1866.

de Rauchfuss modifié par moi, comme il est dit ci-dessus, sont les instruments les plus convenables. Dans plusieurs cas de laryngites chroniques, l'alun employé par ce procédé a donné de bons résultats. [L'appareil du docteur Fournié se compose d'un tube droit d'argent AB. Vers sa partie postérieure, ce tube s'élargit en forme de cuvette, et présente en cet endroit un orifice assez large C, à travers lequel on introduit le médicament. Ce tube ne peut servir qu'à porter les médicaments au fond de la gorge, mais si l'on désire les diriger dans le larynx ou dans les fosses nasales, on glisse sur le premier un second tube recourbé DE, dont on dirige l'orifice en haut ou en bas, selon le but

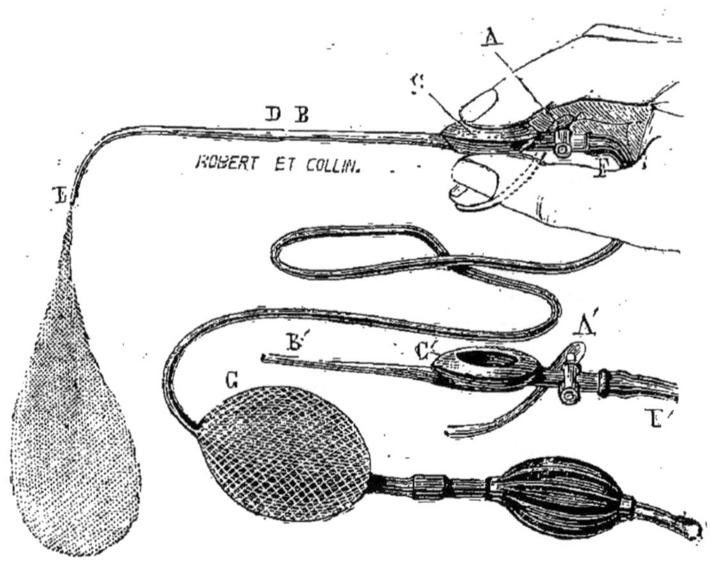

Fig. 22. — Insufflateur de M. Edouard Fournié.

que l'on veut atteindre (fig. 22). M. Ed. Fournié a eu l'idée d'ajouter à la partie postérieure de son tube un petit robinet F, sur lequel vient s'adapter le tube de caoutchouc d'un appareil de Richardson. La boule G étant remplie d'air comprimé, et l'index de la main droite bouchant l'orifice de la cuvette C, il suffit d'appuyer avec le médius de la même main sur la branche H du robinet, pour donner instantanément issue à l'air comprimé. La poudre renfermée dans le tube est ainsi projetée dans la direction que l'on désire.]

Section III. — Nitrate d'argent solide.

Porte-caustique laryngien. Le seul instrument à l'aide duquel on peut appliquer sans dangers et facilement le nitrate d'argent solide sur le larynx, est le porte-caustique laryngien. Il consiste en un fil d'aluminium coudé sous un angle dont l'ouverture et les côtés sont respectivement égaux à ceux du pinceau laryngien. Le fil est rugueux à l'extrémité de son petit côté que l'on plonge dans du nitrate d'argent fondu sur une lampe à alcool. Par ce moyen une certaine quantité de nitrate adhère fortement au fil. Un ingénieux porte-caustique a été imaginé par Fauvel ; un bâton de nitrate d'argent est enveloppé soigneusement, et le bout est poussé et maintenu en avant par un ressort en spirale placé derrière lui. Le docteur Stoerk (de Vienne), alors que la laryngoscopie en était à ses débuts, inventa de son côté un porte-caustique, dans lequel le caustique reste caché jusqu'à ce qu'on arrive à la partie que l'on désire toucher, et c'est en pressant sur un ressort fixé au manche qu'il est poussé au dehors.

Ma lancette laryngienne est pourvue d'un petit morceau de fil d'aluminium qui peut être adapté à la place de la lame; par ce moyen elle devient un porte-caustique caché. Le nitrate d'argent est placé sur le fil par la fusion comme nous l'avons déjà décrit.

Outre ces instruments, plusieurs autres ont été inventés, mais le simple fil en aluminium dont j'ai l'habitude de me servir est parfaitement suffisant. On emploiera le nitrate d'argent solide pour toucher les ulcères, les condylômes et la base des tumeurs après leur extraction.

Section IV. — Escharotiques.

Si à la place du tube et de la lame de ma lancette laryngienne, on fixe un morceau de fil d'aluminium rugueux à son extrémité, on aura un instrument pouvant servir pour appliquer les escharotiques, sans danger et souvent avec avantage. On remplacera le tube en bec de canne adapté à la jointure située au-dessous de l'angle, par un large tube en argent de manière qu'il y ait un petit espace entre le fil d'aluminium et la surface interne du tube. Pour appliquer les escharotiques, je me servais aussi d'un simple pinceau en verre fortement fixé à l'extrémité d'un fil d'aluminium. Mais ces pinceaux en verre ne sont pas d'un emploi commode, parce que s'ils ne se brisent pas, ils peuvent du moins se détacher. Lorsque la plus grande partie de la membrane muqueuse du larynx est couverte de végétations, comme il arrive quelquefois, il est inutile de tenter de les enlever par la bouche, ou d'ouvrir pour cela le larynx (à la manière d'Ehrmann). Dans ces cas on peut retirer les plus grands avantages de l'emploi des escharotiques, et j'ai eu l'occasion d'appliquer les acides nitrique et chromique ainsi que la pâte de Vienne. Cette dernière préparation a donné les résultats les plus satisfaisants. Cette classe de médicaments ne doit être employée que par ceux qui ont une grande habitude d'introduire les instruments dans le larynx. L'heureux effet des escharotiques est rapporté dans l'observation onzième citée plus loin.

Section V. — Galvanisme.

Excitateur laryngien. Au moyen d'un instrument très-simple de mon invention, le courant électrique peut être appliqué directement sur les cordes vocales. Le trait caractéristique de l'excitateur laryngien, c'est que le courant ne passe pas au delà du manche, tant que l'éponge n'est pas en contact avec les cordes vocales. L'instrument est tenu entre le pouce et le second doigt; lorsque l'éponge est en contact avec les cordes vocales, l'opérateur presse avec l'index sur le ressort adapté au manche, et le courant passe à travers le larynx pour atteindre la peau. En posant l'éponge de l'excitateur sur les cartilages aryténoïdes, deux branches du pneumo-gastrique sont excitées. Mon instrument est actuellement très-employé en France, en Allemagne et en Angleterre. Les docteurs Smyly, G. Johnson, Fauvel,

Tobold, et autres ont donné des témoignages de sa valeur. Son usage est indiqué dans l'aphonie fonctionnelle et dans beaucoup de cas de faiblesse des cordes

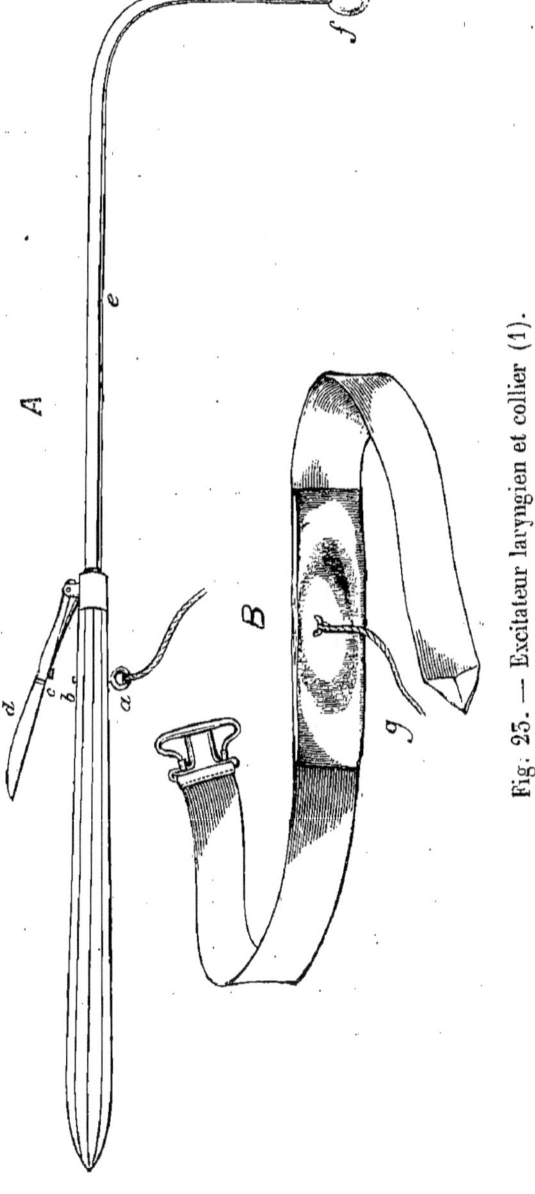

Fig. 25. — Excitateur laryngien et collier (1).

A. Excitateur laryngien. *a*, anneau mettant en communication l'excitateur avec le rhéophore d'une batterie ou d'une machine électro-magnétique; — *b*, extrémité d'une tige de fer communiquant avec *a*; — *c*, rondelle métallique qui se trouve en contact avec le point *b* lorsque l'on presse sur le manche en ivoire, *d*. Le courant passe par le fil de fer *e* (isolé par une couche de caoutchouc) jusqu'à l'éponge *f*. Le manche de l'instrument est en bois ou en verre.
B. Collier que l'on applique au malade; — *g*, réophore qui met en communication le collier et l'appareil produisant l'électricité.

(1) Cet instrument est fabriqué spécialement par M. Galante (de Paris).

vocales, quand il n'y a aucune lésion dans les tissus. Dans quelques cas, une seule application de l'électricité suffit pour produire une guérison durable ; dans d'autres, on doit répéter les secousses tous les jours, ou tous les deux jours ou moins souvent, pendant plusieurs semaines. Généralement j'introduis l'excitateur dans le larynx trois ou quatre fois par séance en le tenant en place chaque fois quelques secondes.

La source d'électricité est d'une importance secondaire, mais l'application du courant aux cordes vocales sera facilitée en entourant le cou du malade d'une sorte de collier élastique au centre duquel se trouve une pièce métallique recouverte d'une éponge (fig. 25). Cette plaque de métal, qui est entourée de coton, a environ 3 pouces de long et 1 et demi de large; vers le centre, elle est courbée en arrière, de manière qu'elle corresponde au cartilage thyroïde lorsque le collier est en place. A la partie antérieure et au centre de ce coussinet thyroïdien, se trouve un anneau en métal, par lequel il est mis en communication avec la machine électrique. L'emploi de ce collier dispense l'opérateur d'avoir un aide. Lorsque l'extrémité de l'excitateur est placée sur les cordes vocales, le courant électrique se dirige dans toutes les directions et atteint le pôle placé sur le cartilage thyroïde. Les six observations suivantes démontrent les avantages de cette méthode de traitement.

TROISIÈME OBSERVATION.

Perte complète de la voix datant de deux ans ; guérison par une seule application de l'électricité.

Mademoiselle T..., âgée de vingt-six ans, me fut adressée le 7 mars 1864 par le docteur C. J. B. Williams. Depuis deux ans sa voix était entièrement supprimée, et en parlant elle pouvait à peine faire entendre un faible chuchotement. Elle avait eu froid, et l'aphonie se déclara en même temps que la toux ; lorsque je la vis, elle était très-frêle, sans appétit et très-faible. Son médecin ordinaire à la campagne avait essayé un traitement local et général ; différents toniques avaient été aussi prescrits par le docteur Williams. Toutes ces tentatives furent sans résultat. En examinant cette malade au laryngoscope, je trouvai les cordes vocales parfaitement saines, mais sans tonicité ; je les fis traverser par un courant électrique, et la voix revint immédiatement. Je revis la malade deux ou trois fois : la guérison persistait.

P. S. Pendant le mois de juin 1866, j'ai appris accidentellement que la guérison avait été durable.

QUATRIÈME OBSERVATION.

Aphonie datant de trois ans guérie par huit applications du galvanisme à l'intérieur. Après la quatrième application la voix se faisait entendre, seulement elle était enrouée.

Mademoiselle Kate H..., âgée de vingt-six ans, me

consulta pendant le mois de mars 1863, pour une aphonie. Cette jeune femme paraissait délicate, mais non débilitée. Elle était gaie et n'offrait pas le moindre symptôme d'hystérie. Elle m'apprit qu'après avoir eu froid, pendant le mois d'avril 1860, elle eut un mal de gorge ulcéreux, et qu'enfin elle devint aphone. Plus tard elle m'écrivit un récit détaillé de son aphonie, que je donnerai en me servant autant que possible de ses propres paroles. « Après avoir guéri du mal de gorge, la voix ne revint pas, et en octobre 1860, son médecin ordinaire lui fit deux applications caustiques dans la gorge, mais sans résultat. » Elle consulta alors les premiers médecins de Londres, entre autres, le docteur Walshe, qui reconnut parfaitement le caractère purement nerveux de la maladie. « Il recommanda d'employer d'abord une chaîne de Pulvermacher, et, en cas d'insuccès, l'application de l'électricité au moyen d'une batterie électrique. Aucun résultat ne fut obtenu. » Alors ce médecin distingué « l'engagea vivement à s'en remettre à la nature, ce qu'elle fit jusqu'en avril 1863, époque où on lui badigeonna la gorge avec la teinture d'iode, ce qui n'eut pour résultat que d'exciter la douleur. » En mai, un autre éminent praticien prescrivit « des pilules de zinc, qui furent prises inutilement à la dose de trois par jour pendant un mois. Au mois de juin 1862, le docteur Blandford l'examina au laryngoscope avec le docteur Czermak. Des secousses électriques furent fortement conseillées ; » et en novembre, mademoiselle H... se plaça entre les mains d'un médecin qui s'occupait d'une manière spéciale de l'électricité appliquée à la médecine. « Il appliqua le galvanisme tous les jours avec un pinceau métallique, puis pendant une quinzaine de jours il employa un moyen plus puissant. Après tout ce temps il n'y eut pas le moindre retour de la voix. »

Mademoiselle H... s'adressa à moi pendant le mois de mars 1863. L'examen laryngoscopique montra que les cordes vocales, tout en se rapprochant parfaitement bien, étaient cependant relâchées et bombées vers le milieu.

J'appliquai une première fois le galvanisme, au moyen de mon « excitateur laryngien. » L'opération fut répétée tous les deux ou trois jours, et après la quatrième application du courant électro-magnétique, la voix fut recouvrée. Dure d'abord, elle parut et disparut à plusieurs reprises; si bien que, la jeune femme ayant un soir recouvré la voix, ne put produire un seul son, lorsque le lendemain elle vint m'annoncer sa bonne fortune. Peu à peu la voix devint plus durable, quoique d'une monotonie vraiment frappante; chaque syllabe, chaque phrase était prononcée sur le même ton, sans la moindre expression. Après que le larynx eut été galvanisé huit fois, la voix fut complétement rétablie et parfaite au point de vue de la modulation. L'état de relâchement des cordes vocales que montrait le laryngoscope disparut à la troisième application de l'électricité.

Bien des personnes pourraient considérer ce cas comme un exemple d'aphonie hystérique; mais je dirai de nouveau que la malade ne présenta jamais un seul symptôme d'hystérie. Désireux d'étudier ce cas d'une manière complète, j'écrivis au docteur Alfred J. Tapson (de Gloucester Gardens), médecin ordinaire de la jeune femme, et il me répondit ce qui suit : « Mademoiselle Kate H..., a été ma cliente pendant plusieurs années, et je me rappelle très-bien sa maladie de 1860. Elle se plaignait d'un violent mal de tête, le pouls était fréquent, la perte de l'appétit complète, et à ces symptômes se joignaient une grande prostration, de l'amaigrissement et de l'aphonie. *Elle ne présentait aucun symptôme d'hystérie.* Le docteur Todd la vit plusieurs fois, et fut indécis sur ce qu'il fallait penser de ces symptômes. Nous redoutions l'un et l'autre l'existence de tubercules dans le cerveau ou dans quelque autre organe. La malade regagna peu à peu la santé, reprit des forces, mais la voix ne revint pas (malgré mes soins et ceux de plusieurs confrères). Elle suivit chaque traitement avec exactitude, car elle était très-désireuse de recouvrer la voix. »

Je suis entré dans les détails minutieux de ce cas, parce que je désire montrer qu'il est parfaitement dégagé de tout état hystérique, et que l'aphonie était sous la dépendance d'un désordre profond du système nerveux. On remarquait, comme dit le docteur Tapson, « un mal de tête violent, un pouls très-rapide, une perte complète de l'appétit, une grande prostration accompagnée d'amaigrissement. » Il est à peine nécessaire de faire observer que ces symptômes se rattachent à une altération profonde de l'innervation.

Le galvanisme était nettement indiqué dans ce cas.

Le docteur Walshe, se basant sur l'état général du malade, le docteur Czermak, s'appuyant sur l'état du larynx, furent conduits, l'un et l'autre, à recommander l'électricité. L'électricité à l'extérieur fut vigoureusement employée par un médecin expérimenté « sans le moindre retour de la voix. » L'électricité appliquée directement aux cordes vocales fit rapidement revenir la voix, qui était totalement perdue depuis trois ans. Ce résultat dispense de discuter la supériorité de la méthode qui consiste à employer le galvanisme directement à l'intérieur. (*British Medical Journal*, 1863.)

CINQUIÈME OBSERVATION.

Aphonie datant de quatre ans et demi, guérie par l'application répétée du galvanisme sur les cordes vocales.

Mademoiselle D..., de Rainham (Kent), me consulta pendant le mois de décembre 1864, pour une aphonie datant de quatre ans et demi. La malade, âgée de trente ans, était grande, mince et délicate; elle dit qu'elle a toujours été faible et, qu'à une certaine époque, elle a souffert d'une déviation légère de la colonne vertébrale. Elle avait consulté plusieurs médecins, et les divers traitements qui lui avaient été ordonnés contre son aphonie n'eurent aucun résultat. Le docteur Penfold [de Rainham] (qui m'a fait savoir qu'il n'avait jamais observé de symptômes d'hystérie chez la malade), avait appliqué plusieurs secousses électriques puissantes à la partie antérieure du cou, sans parvenir à rétablir la voix. Le laryngoscope montra qu'il existait une paralysie complète des adducteurs des cordes vocales. J'appliquai le courant électrique aux cordes vocales, et, après peu de séances, la voix était revenue. Au bout d'un mois, la malade parlait avec une voix claire et naturelle. J'ai vu cette dame en décembre 1865, et j'ai appris par elle-même que sa guérison avait été permanente.

SIXIÈME OBSERVATION.

Aphonie datant de trois ans. La voix est ramenée par une seule application du galvanisme à l'intérieur. Guérison complète après quelques applications.

Marthe B..., âgée de vingt-quatre ans, jeune femme d'un tempérament hystérique, vint à l'hôpital pour les maladies de la gorge, le 20 mars 1865. Elle y était adressée par M. Jenkins (de Philpot Lane). Elle avait été traitée peu auparavant à Guy's-Hospital, où l'électricité à l'extérieur lui avait été appliquée sous la direction d'un médecin habile. La première application de l'électricité à l'intérieur lui rendit immédiatement la voix, mais quelques jours après elle la perdit de nouveau. Le courant électrique fut appliqué à des intervalles graduellement éloignés, et, au bout de quelques mois, la voix était rétablie d'une manière permanente.

SEPTIÈME OBSERVATION.

Aphonie datant de huit ans, guérie par une seule application du galvanisme à l'intérieur.

Mademoiselle C..., âgée de quarante-quatre ans, de Battle, me consulta, le 24 avril 1865, pour une aphonie datant de huit ans. On avait mis en usage, sans succès, un traitement local, général et substitutif; elle était maigre, pâle et faible; elle disait n'avoir jamais été hystérique et elle ne présentait, d'ailleurs, aucun signe de cette affection. Le laryngoscope démontra l'existence d'une paralysie des cordes vocales. Les essais de vocalisation les laissaient entièrement en repos. L'application du galvanisme sur les cordes vocales fut immédiatement suivie du retour de la voix, et la malade me quitta en parlant d'un ton clair et naturel. La semaine suivante je répétai l'opération, quoique cependant la voix fût restée parfaite. Le 30 août, je reçus une note m'apprenant que la voix de la malade continuait à être puissante. L'histoire de ce cas remarquable est connu du docteur Watts (de Battle).

HUITIÈME OBSERVATION.

Mademoiselle R..., âgée de vingt-cinq ans, me fut adressée par le docteur Lanchester (de Croydon), pour une aphonie datant de six ans. La malade était dans de très-bonnes conditions de force et de santé. La maladie fut produite par une impression de froid, qui fut suivie de toux et d'enrouement; ce dernier symptôme seul persista. A cette époque, la malade présenta accidentellement des symptômes d'hystérie. Le traitement le plus convenable (secousses électriques d'une main à l'autre, application de caustiques à l'intérieur, douches, inhalations de chloroforme, toniques, changement d'air à plusieurs reprises) fut tenté sans résultat.

Le laryngoscope montra une paralysie complète des cordes vocales. J'essayai vainement à plusieurs reprises d'appliquer le galvanisme aux cordes vocales, parce que la malade fermait toujours la bouche et m'empêchait ainsi d'introduire le pôle laryngien. Alors, je plaçai la malade sous l'influence partielle du chloroforme, et je donnai quelques chocs électriques très-forts. Les secousses les plus énergiques amenèrent deux ou trois fois des sons inarticulés, mais la voix ne revint pas. Au commencement du mois de novembre, les inhalations de chloroforme ayant été abandonnées, je pus introduire, pour la première fois, l'excitateur dans le larynx. La voix recommença de suite à revenir, et, le 16 du même mois, elle était parfaitement rétablie. Maintenant elle est forte et naturelle. Quoique le galvanisme ait été appliqué un grand nombre de fois sans résultat, je pense que, la première fois que le courant a atteint les cordes vocales, l'effet désiré a été produit. Lorsque la malade était sous l'influence complète du chloroforme, elle chuchotait (et ne pouvait parler), ce qui prouve que la perte de la voix n'était pas sous l'influence de l'hystérie.

Les quatre dernières observations qui précèdent sont empruntées au *Dublin Medical Press* (11 janvier 1866). Il est à remarquer que, dans quatre des six observations que nous rapportons ici comme preuve de la valeur de l'électricité employée à l'intérieur, le courant appliqué extérieurement avait été sans effet. Pour plus de détails sur la valeur du galvanisme appliqué directement, je renvoie à la brochure que j'ai publiée sur cette question (1).

(1) Morell Mackenzie, *Treatment of Hoarseness and Loss of Voice by the application of Galvanism to the vocal Cords.* London (1863).

CHAPITRE VII

OPÉRATIONS SUR LE LARYNX

Section I. — Scarification et incision des abcès.

Lancette laryngienne. J'ai eu très-souvent l'occasion d'employer avec avantage un instrument que j'ai imaginé pour scarifier la membrane muqueuse du larynx, dans l'œdème aigu ou chronique, pour inciser les abcès et pour diviser, dans quelques cas exceptionnels, les tumeurs laryngiennes. Il consiste en un petit couteau ou lancette à double tranchant, placé dans un tube convenablement courbé pour être introduit dans le larynx. La pointe de la lancette reste cachée à l'extrémité du tube terminé en bec de canne, tant que l'on ne la pousse pas au dehors, en pressant sur un ressort placé sur le manche. Des tubes courbés sous des angles différents peuvent s'adapter à la tige de l'instrument. Au-dessous de l'angle se trouve une articulation qui permet à l'opérateur d'allonger ou de raccourcir le tube. Cette disposition de l'instrument est appropriée aux inclinaisons diverses que le plan de l'ouverture laryngienne présente avec l'horizon, et permet d'opérer avec la lancette soit à la partie supérieure, soit à la partie inférieure du larynx. La longueur de la lame est réglée

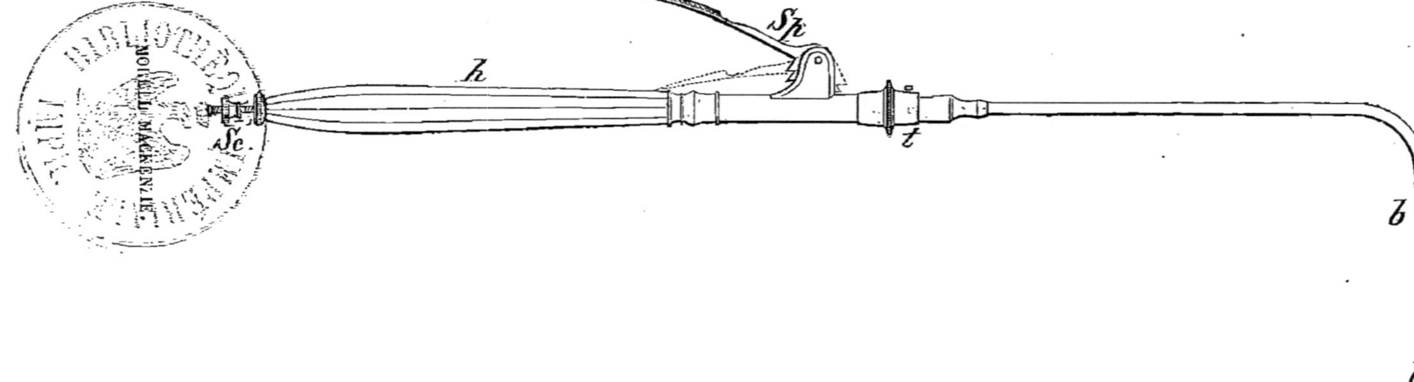

Fig. 24. — Lancette laryngienne.

Sp. Ressort qui fait sortir la lancette. Lorsqu'on le presse dans la direction de la ligne ponctuée, la lancette *l* est poussée au dehors.
h. Manche. Il est semblable à celui du forceps.
Sc. Vis. Elle sert à régulariser la longueur de la lancette.
t. Point de jonction du tube et du manche de l'instrument. C'est à cette partie que l'on peut adapter les tubes courbés sous des angles divers. Cette portion de l'instrument est plus forte qu'il n'est besoin pour le cas où chaque instrument (forceps et lancette) a son manche séparé. A gauche de *t*, on a placé un petit disque pour fixer le tube et pour que la chaîne puisse se mouvoir dans l'intérieur. Dans le forceps, la chaîne est fixe et le tube mobile.
b. Articulation de la lame. On peut au besoin fixer en ce point un tube plus ou moins long. Enfin on peut enlever la lame pour la nettoyer.

par une vis placée dans le manche. L'opérateur tient l'instrument entre le pouce et le médius, et lorsqu'il en a placé l'extrémité vis-à-vis le point sur lequel il désire agir, il presse le ressort avec l'index.

Cet instrument est surtout utile dans l'œdème de la glotte, mais on peut l'employer également pour ponctionner les kystes. Un cas très-intéressant de cette dernière maladie a été observé par M. Durham (1). Bruns, dans son second cas de tumeur laryngée, s'est servi d'un bistouri courbe pour diviser la base de la tumeur.

(1) « En pratiquant l'examen laryngoscopique, on ne distinguait pas l'épiglotte avec sa forme normale. On voyait une tumeur large, ronde, tendue, se projetant en arrière et en bas, qui couvrait complétement la glotte. De côté, et en arrière, on distinguait une partie des replis ary-épiglottiques qui étaient très-rouges et œdématiés. On pouvait atteindre la tumeur avec le doigt. M. Durham, certain qu'elle contenait du liquide, assisté par le docteur Wilks, l'incisa avec un bistouri bien pointu, long, courbe et en partie entouré d'un emplâtre agglutinatif ; l'incision fut immédiatement suivie de l'écoulement d'un mucus épais et glaireux auquel étaient mêlés en petite quantité du pus et du sang. Ce liquide fut examiné plus tard attentivement, et l'on constata qu'il était parfaitement semblable à celui que contient la grenouillette lorsqu'elle commence à suppurer. Le malade fut immédiatement soulagé, et, le soir, on le trouva chantant dans son lit. Au bout de quelques jours il était parfaitement rétabli. On pratiqua de temps en temps l'examen laryngoscopique, et l'on observa avec intérêt la diminution graduelle de l'œdème et le retour des parties à leur état normal. Quatre mois environ après l'opération, il n'y avait plus aucune trace du kyste (car telle était évidemment la nature de la tumeur), et l'on distinguait à peine la cicatrice située à la partie inférieure de la face laryngienne de l'épiglotte. (*Medical Times and Gazette*, november 21, 1863.)

C'est avec une véritable satisfaction que j'appelle l'attention sur ce cas très-intéressant, car lorsqu'il fut discuté devant la Société médico-chirurgicale (nov. 10, 1863), les quelques observations que je fis furent mal comprises.

Les observations suivantes démontrent la valeur de mon instrument dans l'œdème du larynx.

NEUVIÈME OBSERVATION.

Œdème chronique de la bande ventriculaire droite (produisant une grande difficulté dans la respiration, de l'enrouement et de la douleur) guéri par des scarifications.

Charles C., âgé de vingt-deux ans, vint à l'hôpital pour les maladies de la gorge, le 4 mai 1863. Il respirait avec difficulté, il était atteint d'enrouement et se plaignait de douleurs dans la gorge. Il souffrait depuis le mois de mars 1861, et depuis plus d'un an, il n'avait jamais pu rester couché la nuit. Lorsqu'il dort (dans un fauteuil), il est souvent éveillé par un accès de dyspnée, et il dit qu'il éprouve alors une sensation de strangulation. Il a été admis à Middlesex, à Brompton, et dans plusieurs autres hôpitaux. L'examen laryngoscopique montra que la bande ventriculaire droite et le repli ary-épiglottique formaient une large tumeur, s'avançant vers la glotte et empêchant de voir les deux tiers antérieurs de la corde vocale gauche. La tumeur était d'une couleur rouge foncé. La membrane muqueuse qui recouvre le cartilage aryténoïde était aussi enflammée et œdématiée. On diagnostiqua un œdème chronique du larynx, et l'on fit une application d'une forte solution de nitrate d'argent. Ce traitement fut continué tous les deux jours pendant un mois, sans résultat. L'œdème n'augmentait pas, cependant le malade devenait de plus en plus faible, et la voix s'était complétement éteinte.

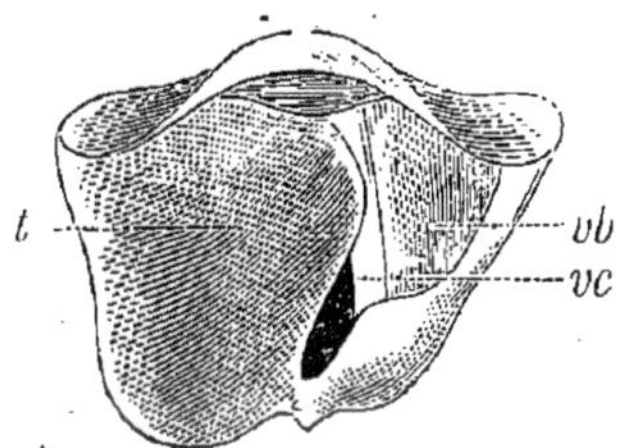

Fig. 25. — Œdème chronique du larynx.

t. Large tumeur demi-transparente formée par le repli ary-épiglottique et la bande ventriculaire droite. Elle oblitère la glotte et couvre une partie de la corde vocale gauche.
vb. Bande ventriculaire gauche.
vc. Corde vocale gauche.

8 juin. Je scarifiai la tumeur œdémateuse, et après l'opération le malade expectora une grande quantité de sang et d'un liquide spumeux.

10 juin. L'examen laryngoscopique montra que la tumeur était sensiblement du même volume. Je l'incisai de nouveau. Le jour suivant, le malade parut soulagé, et il avait dormi quelques heures, plaisir qu'il n'avait plus connu depuis deux ans. Le laryngoscope fit voir que la tumeur avait beaucoup diminué, mais que la corde vocale droite était congestionnée. Je scarifiai de nouveau la partie.

15 juin. Le malade se sentait très-bien et demanda s'il pouvait retourner à ses occupations. Il restait à peine quelques traces de l'œdème, mais il y avait encore un léger gonflement anormal à la partie postérieure du cartilage aryténoïde droit, et la membrane muqueuse du larynx en général était plus rouge qu'à l'état normal. La voix, qui était d'abord un peu enrouée, devint

bientôt naturelle, et la respiration fut parfaitement libre. Le malade vint à l'hôpital de temps en temps pour se faire examiner, mais il n'avait jamais été aussi bien portant qu'il l'était, depuis l'opération.

DIXIÈME OBSERVATION.

Inflammation œdémateuse de l'épiglotte; scarification; guérison. (*Med. Times and Gazette*, 31 mars 1866).

John R..., âgé de trente ans, vint à l'hôpital le 14 octobre 1865, se plaignant de difficulté dans la déglutition et de douleur à la gorge, symptômes qui avaient été en augmentant d'intensité depuis une quinzaine de jours. Il y avait une semaine qu'il ne pouvait avaler des aliments solides, et depuis trente-six heures les liquides mêmes ne pouvaient plus passer. Toute tentative de déglutition était suivie d'un violent paroxysme de toux et du rejet des liquides par les narines. L'examen laryngoscopique montra que l'épiglotte était énormément gonflée et qu'elle était d'une couleur rouge vif. L'épiglotte avait perdu sa conformation normale; elle se présentait sous l'aspect de trois tumeurs rouges, demi-transparentes, distinctes l'une de l'autre, et dont la plus volumineuse était du côté droit.

L'épiglotte œdématiée couvrait le côté droit et la plus grande partie du côté gauche du larynx. Les parties que l'on pouvait voir étaient très-congestionnées (voir fig. 26). On prescrivit au malade de respirer continuellement de la vapeur d'eau chaude, et l'on appliqua un vésicatoire au-dessous de l'angle de la mâchoire.

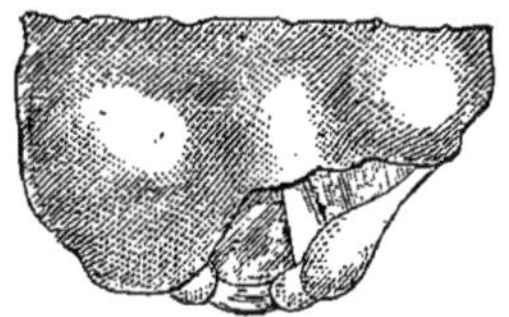

Fig. 26. — Œdème de l'épiglotte.

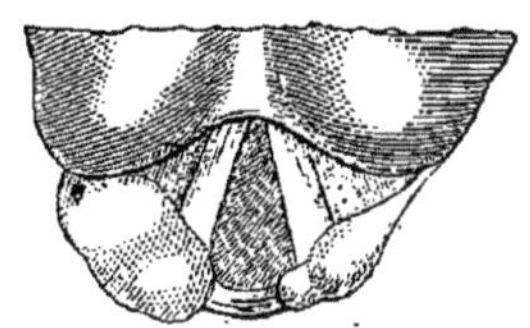

Fig. 27. — Le même cas, un jour après les scarifications. On peut voir l'œdème du repli ary-épiglottique droit.

15 octobre. Le malade était plus mal. Il ne pouvait rien avaler et se trouvait très-faible. On prescrivit du thé de bœuf et de l'eau-de-vie. Le docteur Mackenzie scarifia largement l'épiglotte, et le malade perdit beaucoup de sang. Une demi-heure après la scarification, le malade pouvait avaler, mais avec douleur cependant. Le soir on fit un examen laryngoscopique, et l'on constata que le gonflement de l'épiglotte avait considérablement diminué.

16 octobre. Le malade pouvait avaler sans difficulté. L'épiglotte n'était presque plus gonflée et les marques des piqûres étaient reconnaissables par de petits points hémorrhagiques. Le retour de l'épiglotte à son état normal permit un examen du larynx plus complet, et l'on constata l'œdème du repli ary-épiglottique droit (voir fig. 27). Le repli de la membrane muqueuse œdématié fut largement scarifié.

17 octobre. L'œdème avait complétement disparu, il ne restait qu'un peu de congestion.

20 octobre. Le malade fut congédié guéri.

Section II. — Extirpation des tumeurs et extraction des corps étrangers du larynx.

L'extirpation des tumeurs du larynx dont il était à peine question il y a peu de temps (1), n'est plus actuel-

(1) Les seuls cas que j'aie pu trouver dans les auteurs qui ont écrit avant l'introduction de la laryngoscopie dans la pratique, sont les suivants :

1° Koderik opéra avec succès une tumeur laryngée au moyen d'un instrument flexible et courbé (*rosenkranzartig*). On ne connaît pas d'autres détails sur ce cas. (Semeleder, p. 59.)

2° Pratt pratiqua la laryngotomie subhyoïdienne pour extirper une tumeur qui s'était développée sur la moitié gauche de la surface inférieure de l'épiglotte; elle faisait saillie vers le pharynx, et ne pouvait cependant être atteinte par en haut. On enleva avec succès une tumeur dure, fibreuse, d'un blanc grisâtre. (Semeleder, p. 60.)

3° Sir Astley Cooper arracha avec le doigt une tumeur cancéreuse de la grosseur d'un œuf de poule, qui s'était développée au-dessous de l'épiglotte. Elle repullula, on l'enleva de nouveau, et le malade finit par succomber à une hémorrhagie. Le spécimen de ce cas est conservé au Muséum de Guy's Hospital. (N° 1685.)

4° Ehrmann enleva une tumeur de la corde vocale gauche de la manière suivante. La trachéotomie fut pratiquée en divisant le cartilage cricoïde et plusieurs des anneaux supérieurs de la trachée. Après avoir laissé quarante-huit heures de repos à la malade, il divisa le larynx sur la ligne médiane depuis la base jusqu'à l'os hyoïde. En écartant les deux côtés du cartilage thyroïde, on vit que la tumeur siégeait sur la corde vocale gauche et on l'enleva avec le bistouri. La malade fut guérie de l'opération en trois semaines, mais elle resta aphone. Elle mourut cinq mois après du typhus. (*Histoire des polypes du larynx*. Strasbourg, 1850.)

5° Le docteur Horace Green enleva une tumeur pédiculée (de la grosseur environ d'une cerise) qui était, à ce qu'il pensait, fixée sur la corde vocale gauche. Lorsque la bouche du malade était largement ouverte et qu'il toussait, on voyait une tumeur blanche d'apparence fibreuse faire saillie entre les replis ary-épiglottiques. H. Green l'enleva avec succès. Il saisit la tumeur avec la pince-forceps ordinaire qui sert pour l'extirpation des amygdales et divisa le pédicule avec un bistouri long et mince. (*Polypi of the Larynx*, p. 56, New-York, 1852.)

6° Le professeur Middeldorpf (de Breslau) enleva avec succès une tumeur de la partie supérieure du larynx, au moyen d'un fil galvano-caustique.

lement une opération rare. Elle peut être pratiquée par différentes méthodes. Je me sers suivant les cas du tube-forceps, du forceps ordinaire ou de ganses raides en fil de fer, en forme de boutonnières. Les dents du

« La tumeur, de nature sarcomateuse, montrait à un degré très-prononcé le développement de l'élément cellulaire, » et, comme une partie ne fut pas détachée, on porta un pronostic douteux et l'on mit en usage des solutions de nitrate d'argent. Rühle, qui vit le malade six ans après l'opération, dit « qu'il ne constata aucun symptôme de repullulations de la tumeur. » (Middeldorpf, *Galvanokaustik*, p. 212, et Rühle, p. 229.)

En analysant les cinq dernières opérations (la première est si vague qu'il faut nécessairement la laisser de côté), on voit que lorsque les tumeurs furent enlevées au moyen d'instruments introduits par la bouche, on pouvait les voir, et que, dans deux cas (ceux de sir Astley Cooper et du professeur Middeldorpf), on les touchait avec le doigt. Dans le cas du docteur Green, on voyait la tumeur, et, quoique ce médecin pensât qu'elle était fixée à une corde vocale, il est cependant plus probable qu'elle s'était développée sur la bande ventriculaire ou sur le repli ary-épiglottique. Si le polype avait eu son point d'attache sur la corde vocale, on ne l'aurait pas vu faire saillie à l'orifice du larynx, à moins qu'il n'eût été d'une dimension insolite ou que son pédicule n'eût présenté une longueur exceptionnelle, conditions qui ne paraissent pas avoir existé. Dans les cas de Ehrmann et de Pratt, les opérations furent indirectes et l'on fit la trachéotomie. Depuis que « l'œil dirige la main » dans l'intérieur du larynx, de nombreuses tumeurs laryngiennes ont été enlevées avec succès. Le professeur Bruns (de Tubingue), a été le premier à opérer suivant cette méthode. Depuis lors, Lewin, Fauvel, Semeleder, Tobold, et d'autres sur le continent, ont, au moyen de forceps de différentes sortes, extirpé un grand nombre de tumeurs laryngiennes. En Angleterre, le docteur Walker (de Peterborough), a, le premier, réussi à enlever une tumeur du larynx. Il a modifié la double canule de Gooch et a appelé son instrument *écraseur* (*Lancet*, nov. 1861). Plus tard, le docteur Gibb modifia de nouveau cet instrument, et publia plusieurs cas de tumeurs du larynx traitées de la même manière. Le docteur George Johnson, qui a apporté aussi plusieurs perfectionnements à cet instrument, l'emploie avec le plus grand succès. Le docteur Russell (de Birmingham), a aussi relaté un cas très-intéressant dans lequel une tumeur laryngienne fut enlevée, par MM. Bracey et Bolton, avec une paire de pinces-forceps ordinaires courbées. (Docteur Russell, *On Laryngeal Disease*, p. 16. London, 1864.)

tube-forceps se rapprochent l'une de l'autre lorsqu'on fait avancer le tube sur l'épaulement des lames. De cette manière, l'extrémité seule de l'instrument entre à peine en mouvement, quand on saisit les tumeurs. Le tube qui renferme le forceps est en acier ; il a un diamètre d'un dixième de pouce, et il est coudé sous un angle de 110°. Des tubes coudés sous des angles différents peuvent être adaptés au même manche. Au-dessous de la partie angulaire se trouve une articulation qui permet au praticien de nettoyer le forceps, et suivant les circonstances, de placer des mors plus ou moins longs. Le ressort qui pousse le tube sur le forceps est placé à la partie antérieure et supérieure du manche. L'opérateur tient l'instrument entre le pouce et le second doigt, et presse sur le ressort avec l'index. A la partie postérieure du manche se trouve un anneau à l'aide duquel on peut faire tourner le forceps, ce qui permet aux lames de s'ouvrir d'avant en arrière, ou de droite à gauche. L'opérateur peut ainsi saisir les excroissances, soit qu'elles naissent près de l'insertion antérieure des cordes vocales, soit qu'elles se développent vers les cartilages aryténoïdes, ou bien sur l'un des côtés du larynx. Les lames du forceps ont des dents tranchantes et aiguës, mais leurs bords sont arrondis. Dans la plupart des cas on se sert de lames qui sortent du tube dans une direction verticale. Mais quelquefois lorsque les excroissances sont minces, membraneuses et développées sur les côtés du larynx, on se sert avec avantage d'un forceps dont les lames s'ouvrent horizontalement. Dans ce cas, une des lames est fixée à

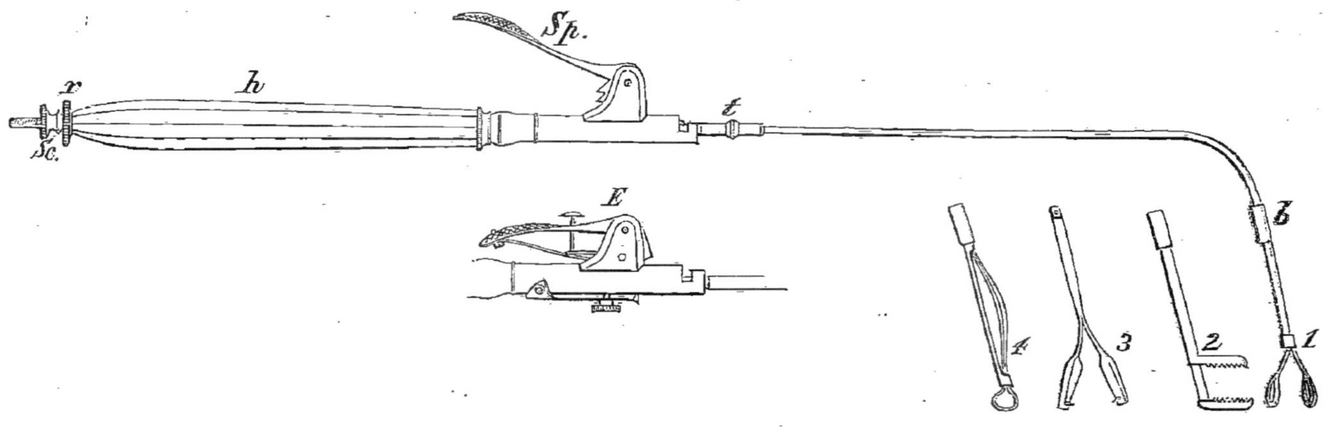

Fig. 28. — Tube-forceps, ciseaux et écraseur laryngien.

Sp. Ressort. En pressant sur cette partie, le tube est poussé sur l'épaulement du forceps.
t. Jonction du tube et du manche. A cette partie peuvent s'adapter les tubes coudés sous des angles différents.
b. Articulation à laquelle on peut adapter des tubes plus ou moins longs et qui sert aussi à retirer les lames quand on veut les nettoyer.
h. Manche.
r. Anneau à l'aide duquel on fait tourner le forceps de manière à faire ouvrir les lames dans une direction déterminée.
Sc. Écrou pour démonter l'instrument lorsqu'on veut le nettoyer.
1. Lames perpendiculaires.
2. Lames horizontales.
3. Ciseaux avec crochets.
4. Écraseur. Les dimensions de la ganse sont variables suivant les circonstances.
E. Modification qui doit être apportée au manche lorsqu'on veut combiner l'écraseur sur le tube-forceps.

angle droit sur la tige; l'autre est mobile et pénètre dans le tube par son épaulement. Les deux lames du forceps se rapprochent lorsque le tube auquel est adaptée la lame supérieure est poussé en bas par la pression exercée sur le ressort du manche.

Si l'on emploie le forceps à lames verticales pour extirper une tumeur développée sur un des côtés du larynx, il peut arriver que ces lames la repoussent de côté. Il convient, dans ce cas, d'employer le forceps à lames horizontales. On passe la lame inférieure au-dessous de la tumeur, on pousse ensuite en bas la lame supérieure.

En résumé, cet instrument présente les avantages suivants : 1° sa longueur peut varier suivant les cas ; 2° l'angle suivant lequel il est coudé est variable ; 3° les lames peuvent s'ouvrir dans toutes les directions. L'emploi de cet instrument sera indiqué plus loin par la relation de plusieurs instruments.

Ciseaux laryngiens. Le forceps placé à l'articulation située au-dessous de l'angle de l'instrument qui vient d'être décrit, peut être remplacé par des ciseaux. Les tiges de ces ciseaux doivent se croiser au-dessus de leurs lames, afin que celles-ci coupent sans difficulté. Les ciseaux dont je me sers pour exciser les excroissances, ont des crochets sur chaque lame, afin de saisir les parties divisées et de prévenir leur chute dans la trachée. Je me suis servi quelquefois des ciseaux pour couper des brides cicatricielles ; dans ce cas, les crochets ne sont point nécessaires.

On remarquera que, dans mon forceps, le tube est

mobile et s'avance sur les lames, tandis que dans la lancette, c'est la lame qui est mobile. Un mécanisme (1) très-ingénieux permet d'adapter à la même tige le forceps et la lancette.

ÉCRASEUR LARYNGIEN. A la place du forceps, on peut adapter un écraseur à l'articulation située au-dessous de la partie coudée de l'instrument. Cette addition nécessite l'emploi d'une pièce de plus que l'on adapte au-dessous du ressort (voir fig. 28 E). Chaque pression de l'index sur le ressort du manche attire le fil à travers l'anneau placé à l'extrémité de l'instrument. On peut employer l'écraseur pour enlever les tumeurs de l'épiglotte, bien que, même pour ces cas, il soit moins avantageux que le forceps. Mais il ne présente aucune utilité quand il s'agit d'opérer dans l'intérieur du larynx.

Pour que l'écraseur laryngien pût fonctionner d'après le principe sur lequel il est basé, il faudrait que non-seulement la tumeur fût nettement pédiculée, mais encore que le pédicule fût court et résistant (autrement la tumeur pend en bas et le fil ne peut passer au-dessous d'elle). Ces conditions ne se présentent presque jamais. Mon expérience personnelle, autant que celle de Türck, Lewin, Fauvel et de plusieurs autres laryngoscopistes du continent, prouvent clairement que les tumeurs du larynx se rencontrent plus souvent sous l'aspect d'excroissances verruqueuses que

(1) Ce perfectionnement a été réalisé par M. Mayer, qui a aussi combiné l'écraseur sur le même instrument. Cependant, il vaut mieux avoir chaque instrument séparé.

sous celui de vrais polypes. En effet, sur cinquante-deux cas de tumeurs laryngées que j'ai pu observer avec le miroir laryngien, trois seulement présentaient une tumeur réellement pédiculée. Autrefois, avant que le larynx eût attiré l'attention d'une manière spéciale, ces petites végétations furent généralement passées sous silence par les anatomo-pathologistes, qui n'étudièrent que les tumeurs volumineuses. D'un autre côté, on ne trouve pas plus de trois ou quatre tumeurs distinctivement pédiculées dans les musées des hôpitaux de Londres (1). De plus, dans ces cas peu nombreux de tumeurs pédiculées, le pédicule perd de sa force lorsqu'elles atteignent une certaine grosseur, et alors la tumeur tombe par son propre poids et entraîne le pédicule avec elle; il devient de la sorte impossible d'entourer le pédicule avec le fil de l'écraseur; exceptionnellement une parcelle de la tumeur peut bien rester engagée dans le fil de fer ou bien être portée au dehors du larynx, comme cela arrive lorsqu'on emploie la simple ganse en fil de fer rigide; mais l'instrument est plus compliqué et moins efficace que la simple ganse en forme de boutonnière décrite à la page 110.

(1) Dans un ou deux des cas décrits comme « pédiculés, » le pédoncule est aussi large qu'aucune autre partie de la tumeur. Ainsi, dans la pièce n° 54 de la série W au musée de l'hôpital Saint-Thomas à Londres, la tumeur qui est décrite comme pédiculée est environ de la grosseur d'une petite noix, et le pédicule est attaché sur toute la longueur du repli ary-épiglottique. Les deux seuls spécimens pathologiques de nos musées anglais sur lesquels un écraseur aurait pu être employé, sont ceux qui furent envoyés par Ryland au King's College Hospital Museum. S'ils avaient été divisés par un nœud en fil de fer, ils auraient inévitablement produit la mort en tombant dans la trachée.

L'écraseur peut cependant être employé, mais seulement lorsque la tumeur est située sur le bord ou sur la surface supérieure de l'épiglotte, c'est-à-dire, en d'autres termes, lorsqu'elle peut être atteinte avec le doigt.

Pinces-forceps ordinaires. Les pinces-forceps ordinaires minces et courbées de manière à pouvoir être introduites dans le larynx sont fréquemment employées. Il est indispensable d'en avoir de longueurs et de courbures diverses, les unes s'ouvrant latéralement (fig. 29 A), les autres s'ouvrant d'avant en arrière (fig. 29 B). J'ai enlevé plusieurs tumeurs avec ces pinces-forceps.

Des ganses ou des anneaux en fils de fer rigides peuvent quelquefois être employés, lorsqu'on ne peut pas introduire les autres instruments dans le larynx. Ces ganses seront de longueurs et de courbures différentes, et leur ouverture sera tantôt dans une direction antéro-postérieure, tantôt dans une direction latérale, tantôt dans une direction intermédiaire, afin que, lorsque l'instrument sera en place, il soit approprié à la position occupée par la tumeur. Il est nécessaire que le bord interne du fil de fer soit tranchant (fig. 30 z), une sorte de collet à angle présente des avantages (fig. 30 b). A cause du danger que présente la chute de parcelles de tumeurs dans la trachée, les ganses en fil de fer ne seront pas employées lorsqu'il sera possible de se servir du forceps.

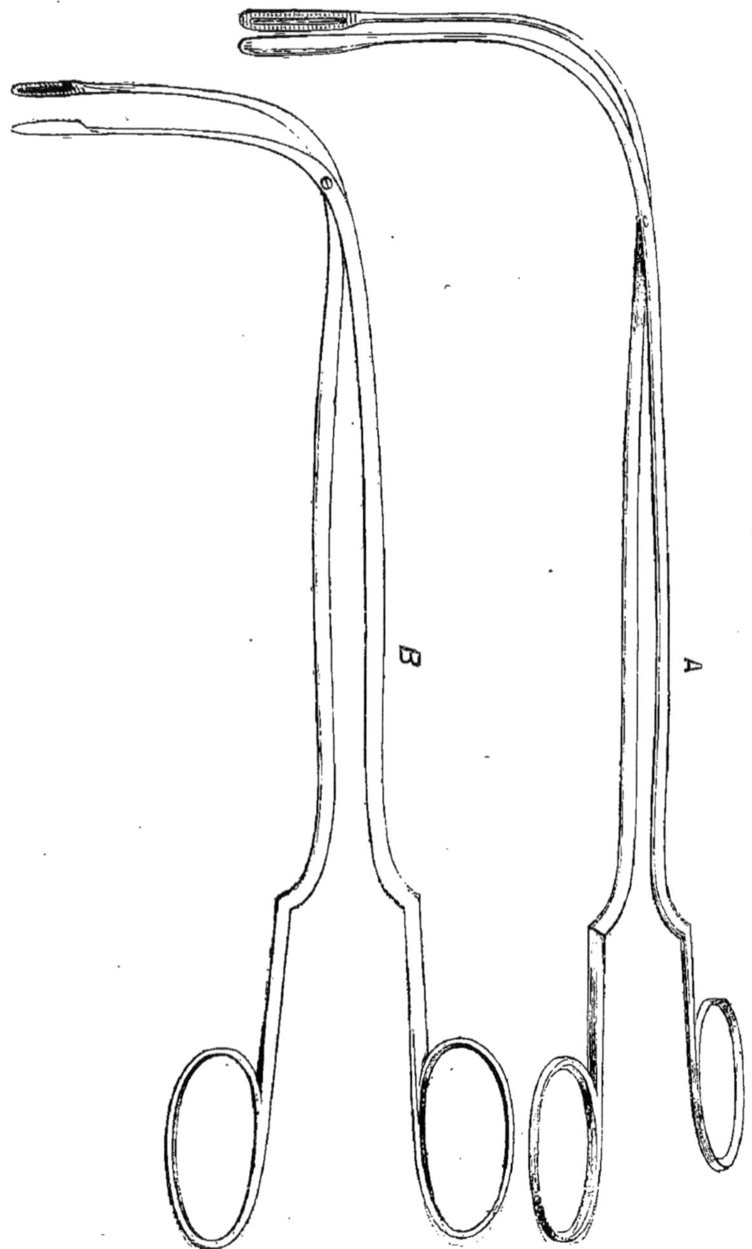

Fig. 29. — Pinces-forceps laryngiennes ordinaires.

A. Forceps s'ouvrant latéralement.
B. Forceps s'ouvrant d'avant en arrière.

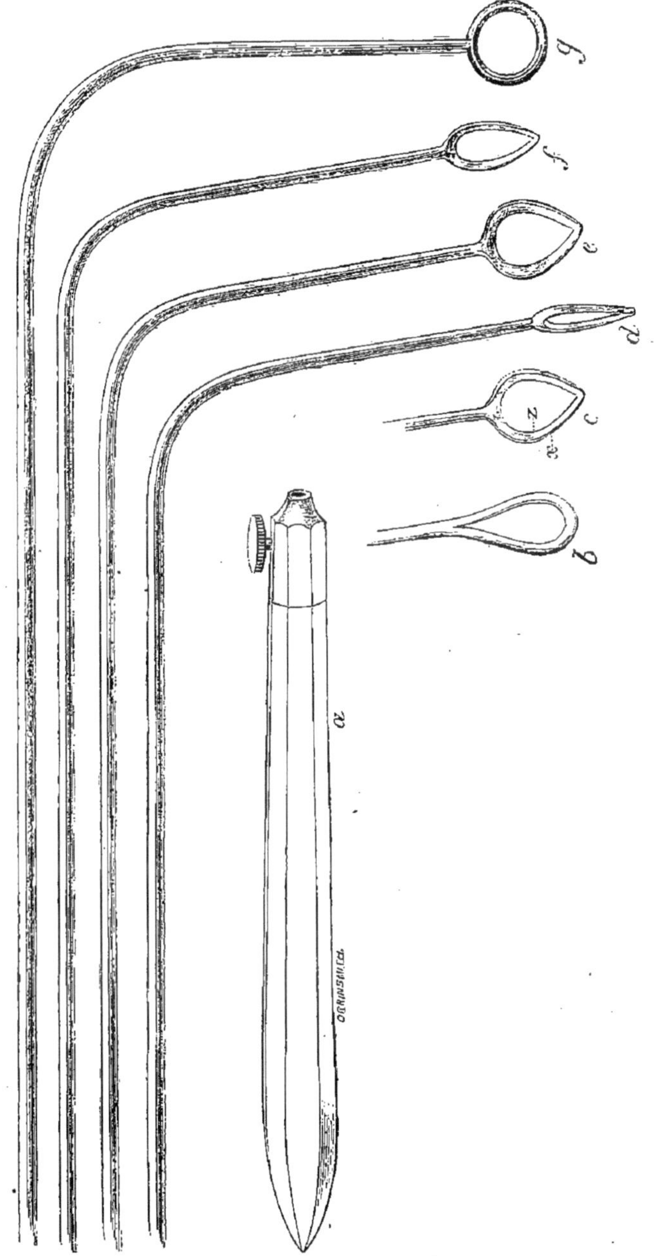

Fig. 30. — Ganses en forme de boutonnières et anneaux en fil de fer rigide.

a, manche avec une vis pour tenir le fil de fer ; — *b*, *c*, *d*, *e*, *f*, *g*, diverses formes de ganses en fil de fer ; — *x*, bord externe arrondi de la ganse en fil de fer ; — *z*, bord interne et tranchant de la ganse.

ONZIÈME OBSERVATION.

Cinq excroissances larges et spongieuses du larynx, situées, une sur la face inférieure de l'épiglotte, une autre sur la bande ventriculaire droite, une troisième sur la bande ventriculaire gauche, une quatrième sur la corde vocale gauche, et une cinquième sur la corde vocale droite et sur la membrane muqueuse qui est au-dessous. Les quatre excroissances supérieures furent enlevées avec le forceps.

William W., âgé de quarante-quatre ans, s'adressa à moi le 10 avril 1863 pour une perte de la voix. Sa santé était bonne, lorsque, il y a trois ans, il prit froid et eut un violent mal de gorge; depuis lors il n'a pu prononcer un mot à haute voix. A la Noël, sa respiration devint très-difficile et il eut un accès de suffocation; mais l'accès passé, il se trouvait en bonne santé, si ce n'est qu'il ne pouvait parler à haute voix. Il n'a jamais eu la syphilis.

L'examen laryngoscopique montra que la membrane muqueuse laryngée, au-dessus et au-dessous des cordes vocales, était couverte d'excroissances spongieuses d'un rouge foncé. L'une était située sur le côté droit de la face inférieure de l'épiglotte, une autre avait envahi entièrement la bande ventriculaire droite, une troisième couvrait en totalité la corde vocale droite, une quatrième occupait la moitié de la bande ventriculaire gauche, et une cinquième la moitié antérieure de la corde vocale gauche.

On voyait au-dessous de la corde vocale droite un certain nombre de petites excroissances s'étendant dans la trachée (voir fig. 31). Ce malade a été examiné par

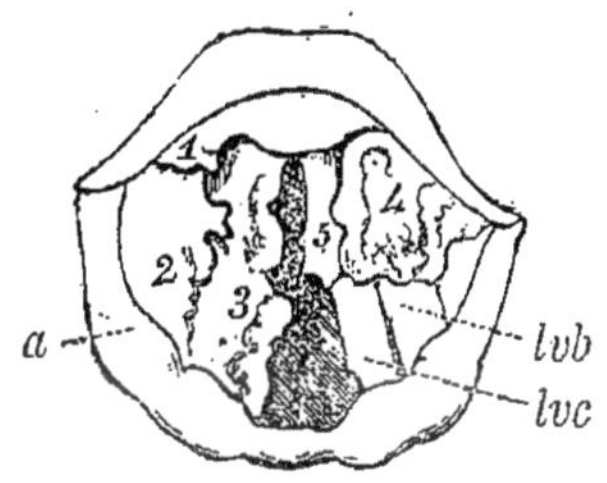

Fig. 31. — Excroissances dans le larynx.

1, 2, 3, 4, 5. Tumeurs implantées sur l'épiglotte, la bande ventriculaire droite, la corde vocale droite, la bande ventriculaire gauche, et la corde vocale droite.
a. Repli ary-épiglottique.
lvb. Bande ventriculaire gauche.
lvc. Corde vocale gauche.

les docteurs Czermak, Frodsham, George Johnson, Wahltuch et autres.

En quelques séances, j'ai réussi, avec mon forceps laryngien, à enlever, par petits fragments, la totalité des quatre excroissances supérieures, au nombre desquelles se trouvait celle qui était située sur la corde vocale gauche. Ces fragments furent soigneusement examinés par le docteur Andrew Clark. « Il trouva qu'ils étaient formés de parcelles jaunâtres, dures, nodulaires ou d'apparence verruqueuse.

« Sous le microscope, quelques-unes de ces masses étaient entièrement formées de glandes en grappes hypertrophiées, et dont les vésicules terminales étaient remplies de petites cellules à nucléoles et de matière granuleuse. Les autres étaient de véritables tumeurs papillaires formées de tissu connectif plus ou moins complet, revêtues de plusieurs couches d'épithélium, la couche la plus externe étant dans un état de desquamation partielle. Quelques papilles étaient entièrement creuses et contenaient du liquide. » Le docteur Clark considérait ce cas comme un spécimen « de verrue granuleuse. » Les petites parcelles qui étaient enlevées avec le forceps étaient si peu importantes par rapport au volume de la large tumeur de la corde vocale droite, que je fus conduit à essayer l'emploi des escharotiques. Les acides chromique et nitrique furent l'un et l'autre appliqués plusieurs fois avec avantage; mais un meilleur résultat a été obtenu par l'emploi d'un mélange de soude caustique et de chaux. La tumeur fut réduite au quart de son volume primitif et la voix du malade devint assez forte et claire. Ce malade est encore en observation.

DOUZIÈME OBSERVATION.

Excroissances verruqueuses sur les deux cordes vocales (cause d'une aphonie datant de quatre ans) enlevées avec le forceps.

Madame A..., âgée de trente cinq ans, vint à l'hôpital en avril 1863. Mais comme j'étais absent à cette époque, elle ne commença à recevoir mes soins qu'à partir du mois suivant. A la demande de M. Maunder, j'avais vu précédemment (en décembre 1862) la malade avec M. le docteur Gibb; ce dernier auteur a rapporté cette observation à la page 156 de son ouvrage, et en a donné un dessin laryngoscopique qui est peu correct. La malade racontait qu'après avoir pris froid en 1859, elle fut enrouée pendant deux ans, et qu'enfin, en 1861, sa voix fut entièrement perdue. Pendant les deux dernières années, elle a toujours parlé à voix basse. Elle n'a aucun antécédent ni aucun symptôme de syphilis ou de phthisie.

Au laryngoscope, on voit que les cordes vocales sont d'une couleur gris sale et présentent un aspect papilliforme irrégulier, tel que le montre la figure 32. Plus

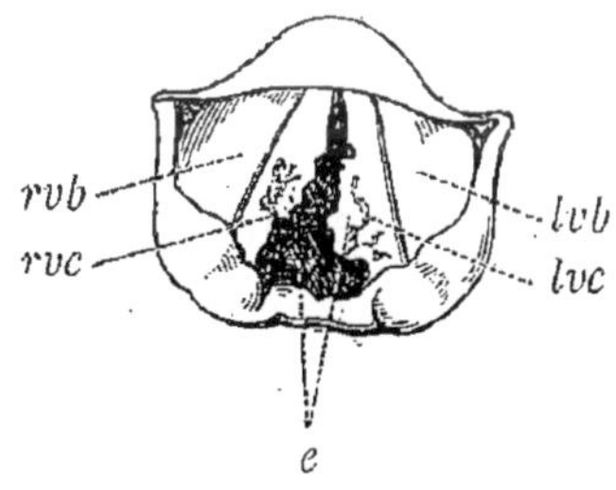

Fig. 32. — Excroissances papilliformes développées au-dessous et sur les cordes vocales.

rvb. Bande ventriculaire droite.
rvc. Corde vocale droite.
lvb. Bande ventriculaire gauche.
lvc. Corde vocale gauche.
e. Excroissances papilliformes développées sur les cordes vocales.

tard, je découvris deux tumeurs, — une au-dessous de chaque corde vocale. Comme l'état morbide s'étendait à la totalité des cordes vocales et que les excroissances qui s'y étaient développées étaient peu considérables, je pensai que l'emploi des caustiques était indiqué. De fortes solutions de nitrate d'argent furent appliquées, mais elles produisirent une dyspnée si grande qu'il me fallut discontinuer le traitement. J'essayai alors le forceps, mais comme la malade ne savait pas ouvrir largement la bouche, que l'ouverture laryngienne était très-étroite, et que les tumeurs des cordes vocales étaient très-petites, j'éprouvai de grandes difficultés, et ce ne fut qu'après plusieurs tentatives que je réussis à débarrasser les cordes vocales des tumeurs verruqueuses qui les couvraient. Les tumeurs situées au-dessous des cordes vocales devinrent alors distinctement visibles, et comme elles étaient plus volumineuses, elles furent enlevées avec beaucoup moins de difficulté. Un mois après l'extirpation de la dernière tumeur, la voix était complétement revenue. Je n'ai pas vu la malade depuis quelque temps, mais dernièrement j'ai reçu une note (datée du 31 octobre 1864) de M. Brown (de Finsbury Circus), qui m'avait adressé la malade, dans laquelle il me dit : « J'ai été appelé chez madame A... ce soir, et j'ai eu le plaisir de constater que sa voix était entièrement revenue à la suite de votre traitement. »

TREIZIÈME OBSERVATION.

Perte de la voix datant de neuf ans, causée par une petite excroissance siégeant sur la corde vocale gauche ; la tumeur verruqueuse fut enlevée avec le forceps, et la voix revint complétement au bout d'un mois.

Henry R..., âgé de quarante-cinq ans, employé du gaz, se présenta à l'hôpital le 1er mai 1863 pour une aphonie datant de neuf ans. Il avait été soigné dans plusieurs hôpitaux de la capitale, et, en dernier lieu, à Brompton Hospital. En examinant sa gorge au laryngoscope, on distinguait une petite excroissance arrondie, de la grosseur d'un pois, sur la corde vocale gauche. Cette excroissance verruqueuse était implantée exactement au milieu du bord libre de la corde vocale, et dans les efforts de la phonation on voyait qu'elle empêchait par sa saillie le rapprochement des cordes vocales. Sur la corde droite, exactement sur le point opposé à la tumeur de la corde gauche, il y avait un enfoncement arrondi bien prononcé. La figure 33 montre l'aspect laryngoscopique de ce cas. J'eus l'oc-

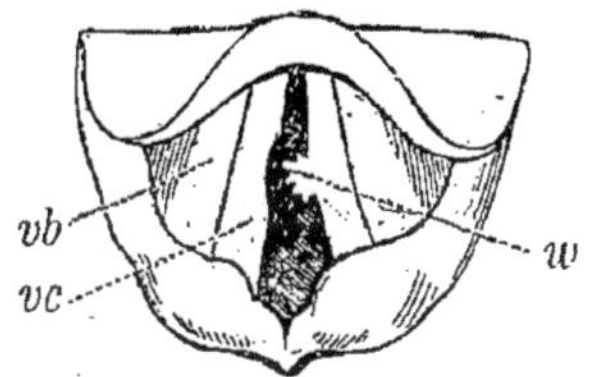

Fig. 33. — Petite tumeur sur la corde vocale gauche.

vb. Bande ventriculaire droite.
vc. Corde vocale droite.
w. Tumeur sur la corde vocale gauche.

casion de montrer ce malade aux docteurs Czermak, Wahltuch et autres. J'éprouvai beaucoup de difficultés pour enlever cette tumeur, à cause de son petit volume, et de la maladresse peu commune du malade, et ce ne fut qu'à la quatrième séance que je parvins à la saisir et à l'enlever. Le docteur Andrew Clark examina au microscope la partie enlevée avec le forceps, et voici la note qu'il m'a communiquée : « La tumeur est formée de deux sortes de tissus, l'un membraneux, l'autre verruqueux ou vaguement papilliforme. Les portions membraneuses sont formées de vingt à trente couches d'épithélium écailleux, et sont entourées et pénétrées par une production confervoïde. Les cellules épithéliales composant les couches sont polygonales, aplaties, nucléolées et facilement attaquées par les alcalis faibles et les acides. Le nucléole de chaque cellule est ovale, nettement limité et très-large, eu égard aux dimensions de la cellule. Dans la plupart des cas, il est entouré par une auréole claire, dans d'autres, il présente des traces de division. Les portions papillaires sont formées simplement de prolongements de tissu connectif à nucléole et de vaisseaux sanguins en voie de formation, et elles sont entourées de nombreuses couches d'épithélium écailleux semblable à celui déjà décrit. Quelques papilles offraient de larges espaces remplis de matière colloïde, laquelle, une ou deux fois, s'est fait jour à travers le revêtement épithélial. » Le docteur Clark considère la tumeur comme une véritable verrue.

Immédiatement après l'opération, le malade rendit quelques cuillerées de sang, et le même jour il put faire entendre sa voix. Le lendemain, il se plaignit d'une grande douleur, ce qui m'empêcha de faire un examen laryngoscopique, qui m'aurait permis de voir l'état de la plaie. Neuf jours après, la membrane muqueuse de la corde vocale gauche, où avait été implantée la tumeur, paraissait comme plissée, et la dépression de la corde vocale droite était encore visible. A la fin du mois, la voix était parfaite et toutes les apparences morbides du larynx, et même le petit creux du bord de la corde vocale droite, avaient complétement disparu.

QUATORZIÈME OBSERVATION.

Tumeurs verruqueuses des cordes vocales enlevées avec le forceps.

William J..., âgé de quarante ans, s'adressa à moi, en mai 1863, pour un enrouement datant de cinq ans. L'état général de sa santé était bon, mais quinze ans auparavant il avait été atteint d'accidents syphilitiques primitifs. Il n'avait jamais eu d'accidents secondaires. La voix était dure. Au moyen du laryngoscope on voyait une tumeur large, mince, aplatie, d'apparence membraneuse, s'étendant horizontalement de chaque corde vocale vers le centre de la glotte. L'épiglotte étant très-inclinée, il était très-difficile de voir le larynx dans toute son étendue, et, par suite, d'examiner les excroissances d'une manière complète (voir fig. 34).

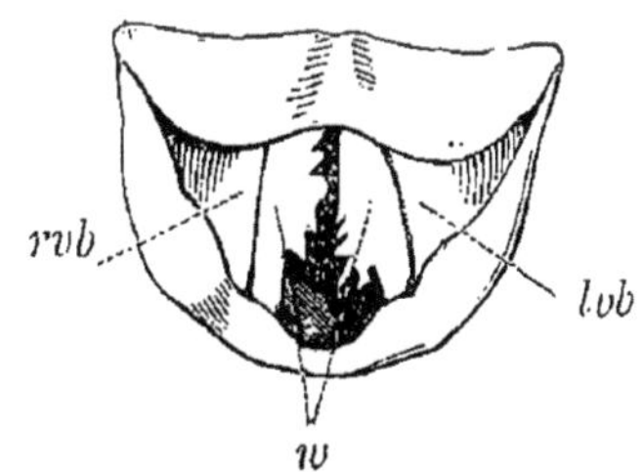

Fig. 34. — Tumeurs verruqueuses sur les cordes vocales.

On n'a pu voir le larynx qu'en soulevant l'épiglotte avec la pincette épiglottique.
rvb. Bande ventriculaire droite.
lvb. Bande ventriculaire gauche.
w. Tumeurs verruqueuses des cordes vocales.

L'étroitesse de l'ouverture laryngienne augmentait les difficultés de l'opération. Ce ne fut qu'après plusieurs tentatives infructueuses que je parvins à enlever une petite portion de la tumeur de la corde vocale droite. En même temps, je m'efforçai de diviser la base de la tumeur de la corde vocale gauche avec une lancette laryngienne. Le malade me quitta après l'opération, mais il revint bientôt, en crachant du sang en abondance. L'examen laryngoscopique fit voir que la membrane muqueuse était entièrement recouverte de sang; mais je ne pus déterminer exactement la source de l'hémorrhagie. J'appliquai à l'intérieur du larynx une forte solution de perchlorure de fer et j'ordonnai au malade de sucer de la glace. L'hémorrhagie continua cependant et finit par devenir alarmante; enfin elle fut arrêtée par un gargarisme et une potion au tannin à dose élevée. Un jour ou deux après l'opération, je fis un examen laryngoscopique minutieux avec le concours du docteur George Johnson, et il nous fut impossible de déterminer le point qui avait donné lieu à l'hémorrhagie. J'enlevai plus tard quelques fragments de la tumeur avec mon forceps à lames horizontales. Maintenant la voix du malade est claire, mais il se plaint quelquefois d'un léger chatouillement dans la gorge.

QUINZIÈME OBSERVATION.

Enrouement datant de sept ans, produit par un polype fixé immédiatement au-dessus de l'attache antérieure des cordes vocales. Le polype fut enlevé avec mon forceps et la voix fut rétablie.

Morris B..., âgé de quarante et un ans, bottier, qui précédemment avait été chanteur, vint le 20 août 1863 à l'hôpital pour les maladies de la gorge. Il raconte qu'il avait été très-enroué pendant sept ans, mais qu'il

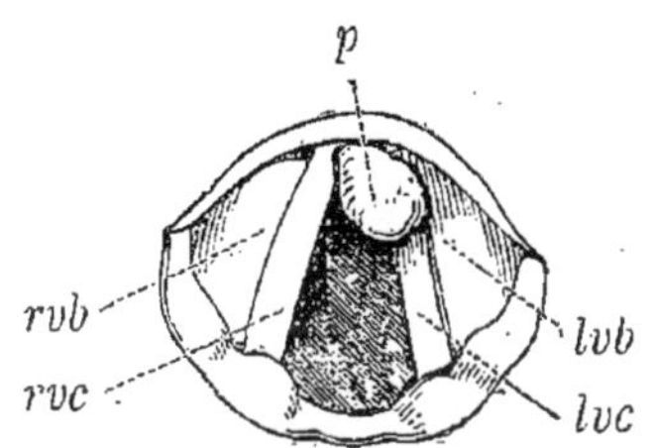

Fig. 35. — Petit polype fixé immédiatement au-dessus de l'insertion antérieure des cordes vocales.

rvb. Bande ventriculaire droite.
rvc. Corde vocale droite.
lvb. Bande ventriculaire gauche.
lvc. Corde vocale gauche.
p. Polype.

n'avait jamais été aphone. A l'âge de seize ans, il avait eu une atteinte d'accidents syphilitiques primitifs. Un médecin lui avait coupé la luette, mais cette opération ne fit pas revenir la voix. L'examen laryngoscopique montra qu'il existait une tumeur de couleur jaunâtre, de la grosseur d'une petite fève, immédiatement au-dessus de l'insertion antérieure des cordes vocales. Elle était mobile (probablement pédiculée), mais la base était cachée par la tumeur, et, par suite, il était difficile de déterminer exactement son point d'attache. Pendant l'occlusion de la glotte, la tumeur reposait sur l'extrémité des deux cordes vocales ; quelquefois elle s'appuyait davantage sur une corde que sur l'autre, soit à droite, soit à gauche (voir fig. 35).

21 août. J'eus une consultation avec le docteur George Johnson et avec M. Mason, qui confirmèrent mon diagnostic.

24 août. — En présence de ces deux messieurs, j'enlevai la tumeur au moyen de mon forceps. La tumeur fut heureusement saisie à la première tentative, et, à l'exception d'une petite parcelle de sa base, elle fut enlevée. Après l'opération, nous examinâmes le malade avec le miroir, mais le sang nous empêcha de voir bien distinctement la base de la tumeur. J'étais disposé à enlever le fragment qui restait, mais après mûr examen nous convînmes de le laisser, pensant qu'il se flétrirait.

Immédiatement après l'opération, le docteur Johnson constata une amélioration dans la voix.

26 août. J'enlevai avec le forceps la petite portion restante de la base de la tumeur. La guérison fut complète, et au bout d'une quinzaine de jours cet homme parlait parfaitement bien.

« La tumeur, d'après le docteur Andrew Clark, était formée de trois ou quatre petites parcelles, sans forme déterminée, de couleur jaune, striées de rouge et d'une consistance cornée. Leur structure était d'une détermination difficile à cause de leur dureté. La surface libre était composée de plusieurs couches minces, formées d'un épithélium écailleux, dont quelques éléments avaient des nucléoles. Si ce n'avait été l'absence de la cholestérine, on aurait pu facilement prendre l'élément cellulaire pour celui d'un cholestéatome. Au-dessous de l'enveloppe épithéliale, il y avait des petits foyers sanguins et des masses amorphes d'un composé de protéine coagulée. » Quoiqu'il n'y eût pas dans ce cas des fibres dans le composé de protéine, le docteur Clark le regardait cependant comme un cas de tumeur fibro-épithéliale en voie de développement.

SEIZIÈME OBSERVATION.

Tumeurs sur les deux cordes vocales (causant une aphonie depuis neuf mois) enlevées avec le forceps.

Mademoiselle Marie B..., âgée de trente ans, me fut adressée par M. Parsons (de Bridgewater), le 7 avril 1864. Cette malade habitait Londres, mais comme l'aphonie dont elle était atteinte depuis plusieurs mois était persistante, un médecin distingué lui conseilla de changer d'air et de retourner dans son pays. Dès qu'elle y fut arrivée (Bridgewater), on lui recommanda de retourner à Londres pour me consulter : le laryngoscope révéla la cause de l'enrouement.

J'aperçus d'abord une petite tumeur sur la corde vocale droite, mais lorsque j'eus examiné la malade deux ou trois fois, je constatai l'existence d'une autre tumeur sur la corde vocale gauche, près de son attache antérieure (voir fig. 56). L'histoire de cette malade paraîtrait montrer que le développement de ces tumeurs se rattache à l'existence d'une laryngite chronique.

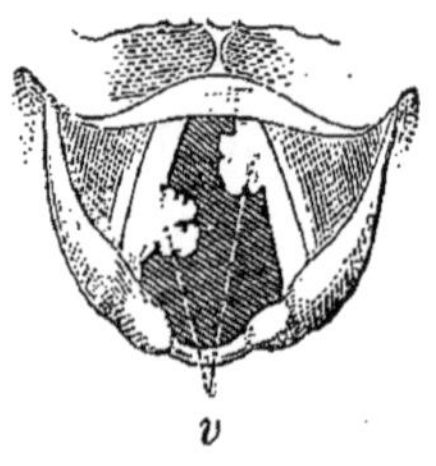

Fig. 36. — Verrues sur les cordes vocales.

La lettre *v* indique les deux tumeurs.

Après vingt tentatives, sur lesquelles quatre seulement furent couronnées de succès, les tumeurs furent entièrement enlevées avec le forceps. Après l'extraction des tumeurs verruqueuses des cordes vocales, je distinguai une autre petite tumeur siégeant beaucoup plus bas ; mais comme la voix était revenue, je ne fis aucun traitement.

DIX-SEPTIÈME OBSERVATION.

Tumeur fixée sur la corde vocale droite d'une enfant, âgée de quatre ans (cause d'aphonie et de dyspnée) enlevée avec le tube-forceps.

Caroline M..., âgée de quatre ans, me fut amenée le 7 novembre 1864. Elle était atteinte d'aphonie, de dyspnée, de toux accompagnée d'expectoration. Ces symptômes dataient de deux ans, mais depuis quelque temps ils s'étaient considérablement aggravés. Cette malade n'avait jamais eu le croup. On attribuait sa maladie à un refroidissement. L'examen laryngoscopique montra dans le larynx une tumeur de la grosseur environ d'une cerise, manifestement fixée sur la corde vocale droite, mais occupant les trois quarts antérieurs de la glotte. La tumeur était blanchâtre et recouverte de saillies papillaires. Après plusieurs opérations, je parvins à enlever, fragments par fragments, la totalité de la tumeur. La petite malade recouvra entièrement la voix. M. Mason eut la bonté de faire une exploration laryngoscopique avant et après l'extirpation de la tumeur. La malade et la pièce pathologique ont été présentées à la Société pathologique en décembre 1864 (1). Ce ne fut que quelques mois après l'extirpation de la tumeur que la voix revint complétement.

DIX-HUITIÈME OBSERVATION.

Tumeurs verruqueuses développées sur les cordes vocales d'un enfant âgé de six ans, enlevées avec le tube-forceps.

Ellen B..., âgée de six ans, fut amenée à l'hôpital pour les maladies de la gorge, le 20 novembre 1864, pour une aphonie datant de deux ans. Le laryngoscope montra des tumeurs verruqueuses sur les deux cordes vocales. Par une série d'opérations avec le tube-forceps, je parvins à enlever la totalité des tumeurs, mais les cordes vocales conservèrent cependant une apparence

(1) Voir *Trans. of the Pathol. Society of London*, vol. XVI, page 38.

rugueuse. Sa voix était forte et distinctement phonétique, quoique légèrement enrouée, lorsque je présentai la malade à la Société pathologique (1). Dans ce cas, j'eus encore l'avantage d'être aidé par M. Mason.

DIX-NEUVIÈME OBSERVATION.

Cancer épithélial du larynx ; une grande partie est enlevée avec la boutonnière en fil de fer.

Eliza W..., âgée de quarante-cinq ans, vint à l'hôpital pour les maladies de la gorge, le 18 janvier 1866, pour une aphonie complète accompagnée de dyspnée. Elle raconta que pendant vingt-cinq ans elle avait été enrouée, et que depuis huit ans elle avait entièrement perdu la voix. Elle ajouta que depuis quelque temps elle est sujette à des accès de suffocation. Deux mois auparavant, elle avait été à la consultation d'un hôpital général, où l'on avait vainement mis en usage l'emploi des secousses électriques sur la partie antérieure du cou ; elle avait été ensuite soignée par un médecin de la ville. Vingt-sept sangsues furent appliquées d'une manière consécutive, et ce traitement n'eut pour résultat que de produire un gonflement des glandes sous-maxillaires. Le laryngoscope montra une large tumeur occupant l'espace compris entre les cordes vocales. Son point d'attache ne pouvait être déterminé avec précision, mais il paraissait siéger vers le

(1) Voir *Transactions of the Pathological Society of London*, vol. XVI, page 59.

tiers antérieur de la corde vocale gauche. Pendant l'inspiration, la tumeur occupait les trois quarts antérieurs du canal laryngien. L'étroitesse de l'ouverture supérieure du larynx et les autres conditions offertes par ce malade le rendaient difficile à opérer. L'emploi du forceps était impossible, mais au moyen de ma ganse en fil de fer, je parvins à enlever une grande partie de la tumeur. Il en restait encore une portion, mais la malade, qui pouvait seulement chuchoter avant l'opération, put parler. Mais toutefois sa voix était enrouée; d'autre part la respiration était facile. Mon collègue, le docteur Andrew Clark, après avoir soigneusement examiné la tumeur au microscope, la considéra comme un type de cancer épithélial, et, pathologiquement parlant, comme la variété la plus maligne des petites tumeurs qu'il avait rencontrées dans le larynx. La pièce anatomique fut présentée à la Société pathologique le 20 février 1866.

VINGTIÈME OBSERVATION.

Tumeur siégeant sur la corde vocale droite d'un enfant âgé de douze ans, enlevée avec le tube-forceps.

Conway C..., âgé de douze ans, de Gosport, me fut amené, en janvier 1865, pour une aphonie accompagnée de dyspnée. A l'âge de cinq ans, il eut la scarlatine compliquée du croup, et depuis il ne lui fut plus possible de parler à haute voix. Depuis dix-huit mois il souffrait de la dyspnée et il ne pouvait se livrer à aucun jeu. Enfin, plusieurs fois depuis un an, il avait éprouvé une sensation de strangulation. L'examen laryngoscopique fit voir une tumeur fixée à la corde vocale droite et au-dessous de la commissure antérieure (voir la fig. 37).

Le 3 février, M. Mason fit une exploration laryngoscopique attentive et dessina la lésion. Après de

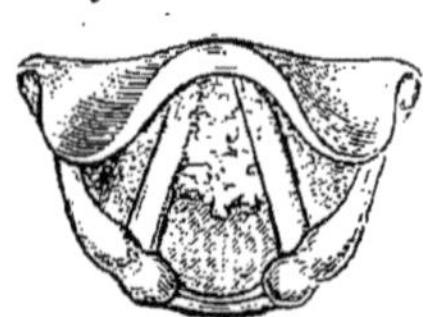

Fig. 37. — Tumeur verruqueuse développée sur la moitié antérieure de la corde vocale droite.

nombreuses tentatives, je parvins avec mon tube-forceps à enlever la totalité de la tumeur, et au mois de juin suivant, pour employer l'expression de M. Mason, on ne pouvait rien voir, si ce n'est « une légère inégalité dans l'état des cordes vocales; » mais tout disparut après. Le docteur Andrew Clark a décrit les pièces qui furent présentées à la Société pathologique le 19 décembre 1865, comme étant un exemple d'une tumeur verruqueuse de nature papillaire. La voix revint complétement.

VINGT ET UNIÈME OBSERVATION.

Large tumeur fixée à la corde vocale gauche; aphonie datant de six ans et demi; extirpation de la tumeur; retour de la voix.

Eliza P..., âgée de trente et un ans, de Gravesend,

ayant les apparences d'une forte santé, fut envoyée au docteur Morell Mackenzie, en juin 1865, par M. John A. Kingdon. Elle dit qu'à la suite d'un refroidissement qu'elle avait éprouvé pendant l'hiver de 1858-59, elle eut une toux de mauvais caractère, et que l'enrouement qu'elle eut en même temps se changea au bout de quelques mois en une complète aphonie; depuis lors elle n'avait pu prononcer un mot à haute voix. En 1860, elle était dans un hôpital de province où l'on combattit vainement son aphonie par des douches. L'année suivante, elle fut admise dans un hôpital de la capitale, où elle fut soumise à un traitement qui consista d'abord en application de sangsues sur le cou. On en plaça vingt-sept d'une manière consécutive; ensuite des applications d'iode, de térébenthine, et des cataplasmes de moutarde furent mis en usage; on administra également la quinine, le fer, etc., etc. Tous ces moyens n'amenèrent aucun résultat. Plus tard, la suffocation se déclara, et dernièrement la malade avait eu deux accès de dyspnée, qui durèrent plusieurs jours. En pratiquant l'examen laryngoscopique, on distingua une tumeur irrégulièrement lobulée, de la grosseur environ d'un œuf de passereau, fixée sur toute la longueur de la corde vocale gauche, et faisant saillie vers la cavité du larynx en travers de la glotte. A la seconde visite de la malade, le docteur Mackenzie essaya de saisir la tumeur avec son tube-forceps, et, à la première tentative, une grande portion en fut saisie et amenée au dehors.

Dans plusieurs autres visites, quelques fragments

de la tumeur furent enlevés, mais on fit aussi quelques essais infructueux. La malade demeurant fort loin, ses visites furent irrégulières et trop éloignées les unes des autres. Ce ne fut que le 7 mars 1866 que le docteur Mackenzie parvint à débarrasser complétement le larynx au moyen d'un forceps ordinaire (s'ouvrant dans une direction antéro-postérieure). Le docteur Pratt était présent et fit une exploration laryngoscopique avant et après l'extirpation de ce dernier fragment. La malade se présenta encore deux fois à l'hôpital et l'on constata que le larynx était parfaitement sain. La voix était claire et naturelle. Le docteur Andrew Clark, qui examina la tumeur, la classa parmi les tumeurs verruqueuses simples. (*Med. Times and Gazette.*)

VINGT-DEUXIÈME OBSERVATION.

Petite arête de poisson enlevée du larynx d'un enfant, au moyen du forceps.

Caroline C..., âgée de douze ans, fut amenée à l'hôpital le 8 février 1864, par sa sœur aînée. Cette enfant criait et sa sœur racontait que la veille au soir elle avait avalé une arête de hareng. Caroline disait qu'elle avait senti l'arête en avalant, et qu'ayant voulu la saisir, elle avait enfoncé ses doigts dans la gorge, ce qui avait été suivi de nausées. Je l'examinai au laryngoscope, mais je ne constatai qu'une forte congestion de la membrane muqueuse du larynx. N'apercevant pas l'arête, je supposai qu'elle avait été avalée, et je recommandai des inhalations de vapeur d'eau chaude pour calmer l'irritation. Je noterai que j'introduisis sans difficulté une bougie jusqu'à l'estomac. Le lendemain, l'enfant me fut de nouveau amenée. La respiration était légèrement striduleuse; un médecin que l'on avait vu dans l'intervalle, avait dit à sa mère qu'il y avait un commencement de croup. Avec le laryngoscope on voyait que le repli ary-épiglottique et la bande ventriculaire du côté droit étaient considérablement tuméfiés et d'un rouge vif; on distinguait aussi et nettement une portion de l'arête qui reposait en travers du repli ary-épiglottique droit, près de l'épiglotte. Apparente comme elle l'était, elle paraissait facile à saisir, mais on éprouva les plus grandes difficultés pour la prendre entre les mors du forceps. En faisant la première tentative, la membrane muqueuse fut légèrement blessée et le sang cacha complétement l'arête. Au bout d'une demi-heure, l'arête fut de nouveau visible et elle fut heureusement saisie entre les lames du forceps.

L'arête, très-mince d'ailleurs, avait trois quarts de pouce de long. La malade se plaignit pendant un jour ou deux de chatouillements dans la gorge, mais le vendredi suivant (l'accident était arrivé le dimanche) elle était parfaitement bien.

VINGT-TROISIÈME OBSERVATION.

Contraction du repli glosso-épiglottique gauche produite par la cicatrice d'un ulcère; dysphagie extrême; guérison par la division de la bride cicatricielle.

Charlotte D..., femme mariée, âgée de vingt-quatre ans, me fut adressée par M. Shillitoe le 18 juin 1864. Elle dit que, depuis le mois de novembre 1863, elle n'avait pu avaler aucune parcelle de nourriture solide, qu'elle ne se soutenait qu'avec des liquides, et que du pain trempé dans du lait était la dernière substance solide qu'elle eût pu faire passer. Une partie des liquides qu'elle cherchait à avaler prenait une fausse direction, et elle ne pouvait essayer de boire ou plutôt d'avaler à petits traits sans être prise d'un violent et prolongé accès de toux. Tous ces symptômes datent d'une atteinte de mal de gorge ulcéreux qu'elle avait eu au mois d'octobre. Cinq ans auparavant elle avait été atteinte d'accidents syphilitiques primitifs, et depuis d'accidents secondaires.

En regardant dans sa gorge, on voyait de nombreuses cicatrices blanches sur la paroi postérieure du pharynx, et au moyen du laryngoscope on apercevait le côté gauche de l'épiglotte tiré en haut, en avant (vers la langue) et légèrement en dedans, vers la ligne médiane. Je pensai d'abord que le repli ary-épiglottique gauche était adhérent au pharynx, mais une seconde exploration me prouva qu'il n'en était rien. Le repli glosso-épiglottique gauche était considérablement épaissi, blanc, saillant et raccourci, et il était évident que c'était la principale cause de la dysphagie. La bride rigide atteignait une longueur d'un quart de pouce environ, et pouvait être atteinte avec le doigt. Une bougie fut aisément introduite dans l'estomac, ce qui mettait hors de doute que la difficulté dans la déglutition dépendait seulement de ce que l'épiglotte ne recouvrait pas exactement le larynx.

J'eus l'avantage d'avoir l'avis du docteur Smyly (de Dublin) sur ce cas peu fréquent et difficile. J'avais d'abord décidé de diviser la cicatrice, mais sa situation suivant le diamètre antéro-postérieur du larynx était un obstacle à l'emploi de la lancette. Au moyen des ciseaux laryngiens je parvins cependant à la diviser en deux opérations. Il y eut peu d'hémorrhagie, et quelques semaines après la malade, qui paraissait avaler aisément, se plaignait cependant d'une légère difficulté. Je n'ai pas vu cette malade depuis plusieurs mois, mais je ne serai pas étonné de la voir retourner un jour ou l'autre avec ses symptômes anciens. Je noterai que l'épiglotte n'a pas entièrement recouvré sa position normale, et qu'au lieu d'avoir une position oblique au-dessus de l'ouverture laryngienne, le bord libre de l'opercule laryngien a une direction presque horizontale. L'aspect de l'épiglotte avant l'opération est représenté dans la figure 38.

Depuis que j'ai observé ce cas, j'ai modifié ma lancette de telle sorte qu'au gré de l'opérateur, le bord tranchant peut être tourné, soit dans une direction antéro-postérieure, soit dans le sens du diamètre latéral. Pour diviser les tumeurs ou les rétrécissements

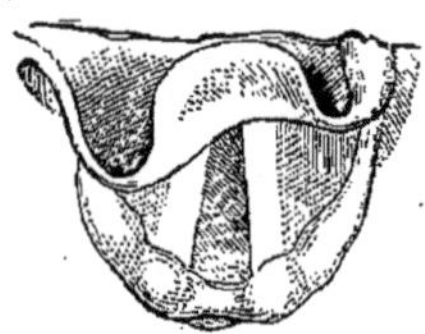

Fig. 38. — Contraction du repli glosso-épiglottique gauche produisant l'obliquité de l'épiglotte et son éloignement du larynx : cause d'une dysphagie extrême.

situés dans la première de ces directions, on agit plus puissamment avec les ciseaux.

CHAPITRE VIII

DE L'EMPLOI DES INSTRUMENTS LARYNGIENS ET QUELQUES REMARQUES SUR LA LARYNGOSCOPIE

Section I. — Du mode d'emploi des instruments.

Pour appliquer les remèdes ou pour opérer sur le larynx, le praticien introduira le miroir laryngien avec la main gauche, afin que sa main droite reste libre pour tenir les instruments nécessaires. Lorsque l'opérateur emploiera le pinceau laryngien, il le tiendra comme une plume à écrire et l'introduira rapidement, et il le portera sans hésitation sur le point désiré. Quand l'opérateur se servira d'un des autres instruments, il le tiendra entre le pouce et le second doigt, afin que l'index reste libre et puisse presser sur le ressort placé à la partie antérieure et supérieure du manche.

Plusieurs instruments inventés par des médecins du continent ont le ressort, dont dépend leur action, placé à l'extrémité postérieure du manche. On tient ces instruments entre le premier et le deuxième doigt, tandis que le pouce agit sur le ressort placé à l'extrémité de l'instrument. Dans cette méthode, le dos de la main de l'opérateur est tourné vers le visage du malade, et la moitié de la bouche est masquée par le troisième, le quatrième et le cinquième doigt de l'opérateur.

On peut encore tenir l'instrument entre les deux premiers doigts, et de manière que le ressort agisse par la pression de la paume de la main. Une traverse placée près de l'extrémité antérieure du manche sert de point d'appui aux deux doigts et facilite le maniement de ces instruments. Toutefois, ces instruments présentent un grave inconvénient, parce que la pression en avant, qui est exercée sur le ressort placé à l'extrémité du manche, altère considérablement la position de la pointe de l'instrument.

Avec les instruments construits d'après nos indications — c'est-à-dire avec le ressort placé à la partie supérieure et antérieure du manche — la position de l'extrémité introduite dans le larynx n'est nullement altérée par la légère pression de l'index sur le ressort. Ce fait est de la plus grande importance lorsqu'on emploie la lancette ou le forceps.

Avant de quitter ce sujet, j'appellerai l'attention sur l'unité d'action que présentent tous mes instruments pour opérer sur le larynx. En apprenant l'emploi de l'un d'eux, on aura appris à se servir de tous les autres. La répétition constante d'une action spéciale donne une précision que l'on ne peut atteindre différemment.

Section II. — Remarques et conclusions sur la laryngoscopie.

Dans ce livre, j'ai décrit et recommandé beaucoup d'instruments et diverses sortes d'appareils, mais je ferai remarquer qu'avec la plus simple application on peut, au moyen d'un petit nombre d'entre eux, obtenir les résultats les plus satisfaisants, non-seulement pour le diagnostic, mais encore pour le traitement des maladies du larynx. J'ai déjà dit que des investigations laryngoscopiques très-importantes avaient été faites avec une lampe modérateur, et que des tumeurs du larynx avaient été enlevées avec des forceps très-simples. Le docteur Fauvel s'est quelque temps servi avec succès d'un forceps sans mécanisme compliqué, et le docteur Russell a employé un forceps ordinaire coudé (1). Ceux qui ne se proposent pas d'étudier la laryngoscopie d'une manière spéciale, mais qui désirent seulement l'employer dans les cas ordinaires de la pratique, n'ont besoin que d'un petit nombre d'instruments ; il leur suffit d'avoir un réflecteur, quelques miroirs laryngiens, un appareil pour concentrer la lumière (qui puisse s'adapter à diverses sortes de lampes), quelques pinceaux laryngiens, et enfin mon instrument pour galvaniser l'appareil vocal. La généralité des maladies du larynx peut être traitée avec les remèdes appliqués à l'aide des pinceaux, et les cas rebelles d'aphonie fonctionnelle ne peuvent résister à l'application locale du galvanisme.

Enfin, je ferai remarquer que ces instruments ne peuvent faire aucun mal, en supposant même qu'ils soient appliqués d'une manière intempestive. Ce ne sera que lorsque la main et l'œil auront été longtemps

(1) J'ai employé avec succès le forceps représenté par la figure 29.

exercés par l'application des remèdes sur le larynx, que l'on pourra employer sûrement et avec avantage la lancette et le forceps. En terminant, « je considère comme un devoir de faire remarquer » avec le docteur Johnson, « la possibilité d'un entraînement trop facile vers un traitement local dans les maladies du larynx. Le laryngoscope a mis cet organe si complétement à notre portée, que nous sommes tous exposés à vouloir trop nous en occuper. Si nous pouvons éviter l'écueil auquel je viens de faire allusion, l'introduction du laryngoscope dans la pratique sera une excellente chose pour nous et pour nos malades, et cet instrument sera bientôt considéré comme un des plus précieux progrès qui aient été réalisés pour le diagnostic et pour le traitement des malades.

Les ouvrages suivants qui traitent de la laryngoscopie seront consultés avec avantage.

BIBLIOGRAPHIE FRANÇAISE

Czermak (J.-N.). Du laryngoscope et de son emploi en physiologie et en médecine. Édition française publiée avec le concours de l'auteur. Paris, 1860. In-8°.

Mandl. De la laryngoscopie. (Gazette des Hôpitaux, 5 mai 1860.) — Études laryngoscopiques. Observation. (Gaz. des Hôpit., 9 juin 1860.)

Tavernier et Czermak. Laryngoscopie. (Gaz. des Hôpit., 23 septembre 1860.)

Mouro-Bourouillou. (Bulletin de l'Acad. imp. de méd., séance du 25 septembre 1860.)

Mandl. Considérations générales sur les affections chroniques des voies respiratoires. (Gaz. des Hôpit., 25 et 27 septembre 1860.)

Moura-Bourouillou. Communication à l'Académie des sciences, 1er octobre 1860.

Fournié (Édouard). Cautérisation du larynx : Description d'un porte-caustique laryngien (1). (Gaz. des Hôpit., 27 novembre 1860.). — Laryngoscopie. Revue critique. (Archives générales de médecine, 1860.)

(1) Construit par M. Charrière.

MANDL. Laryngite chronique. (Gaz. des Hôpit., p. 49, 98, 117. 1861.)

BATAILLE (Ch.). Nouvelles recherches sur la phonation. 1861.

MOURA-BOUROUILLOU. Cours complet de laryngoscopie. 1861.

RICHARD (Paulin). Notice sur l'invention du laryngoscope. 1861.

TÜRCK (L.) (de Vienne). Méthode pratique de laryngoscopie. Édition française publiée avec le concours de l'auteur. Paris, 1861. In-8°.

MANDL. Appareil d'éclairage laryngoscopique (1). (Bulletin de l'Académie de médecine, 28 janvier 1862.) — Laryngite chronique. (Gaz des Hôpit., p. 249 et 313. 1862.)

FAUVEL (Charles). Polypes du larynx. (Bulletin de la Société de chirurgie de Paris. Séance du 10 septembre 1862.)

TÜRCK (L.) (de Vienne). Recherches cliniques sur diverses maladies du larynx et du pharynx. Paris, 1862. in-8°.

FOLLIN. Polypes du larynx. (Bulletin de la Société de chirurgie, 1863.)

MOURA-BOUROUILLOU. Considérations pratiques sur les polypes du larynx. Section d'un polype à l'aide d'un serre-nœud recourbé. (Gaz. des Hôpit., p. 514. 1863.)

TRÉLAT. Polypes du larynx. Ablation par les voies naturelles. (Gaz. des Hôpit., p. 206. 1863.)

FOURNIÉ (Édouard). Étude pratique sur le laryngoscope et sur l'application des remèdes topiques dans les voies respiratoires. 1863.

VERNEUIL (A). Documents historiques sur l'invention du laryngoscope. (Gaz. hebdomadaire de médecine et de chirurgie, 1863, n° 13.) — Traitement chirurgical des polypes du larynx. (Gazette hebdomadaire, p. 161, 345, 449. 1863.)

DELORE. Observation d'un rétrécissement du larynx incisé avec succès au moyen du laryngoscope. (Bulletin de thérapeutique, t. LXVI. 1864.) — Thérapeutique des polypes du larynx. (Bulletin de la Société de chirurgie, 1864.)

GUILLAUME (A.). Essai sur la rhinoscopie et la laryngoscopie. 1864. Thèse de doctorat.

MOURA-BOUROUILLOU. Traité pratique de laryngoscopie et de rhinoscopie. 1864.

KRISHABER (M.). Note sur des expériences auto-laryngoscopiques pour étudier le mécanisme de la déglutition. Communication à l'Académie des sciences. Séance du 3 juillet 1865.

LABORDETTE. Nouveau spéculum laryngien. (Gazette hebdomadaire de médecine, n° 30, 1865, et Acad. des sciences, avril 1866.)

PLAÏTE. Appareil d'éclairage (2). (Bulletin de l'Académie de médecine. Séance du 19 décembre 1865.)

FOURNIÉ. Nouveau miroir réflecteur (3). (Bulletin de l'Académie de 13 juin 1865.)

GUINIER. Expériences physiologiques sur la déglutition faites au moyen

(1) Construit par M. Charrière.

(2) Construit par M. Capron.

(3) Construit par M. Charrière.

l'auto-laryngoscopie. (Bulletin de l'Académie impériale de médecine. Séance du 1er mai 1865.) — Méthode expérimentale pour introduire les gargarismes dans la cavité du larynx. (Gaz des Hôpit., 1er août 1865.) — Nouvelles recherches expérimentales sur le véritable mécanisme de la déglutition normale faites au moyen de l'auto-laryngoscopie. (Gazette hebdomadaire de médecine, 1865, n° 31.)

NICOLAS (Émile). De la laryngite chronique étudiée à l'aide du laryngoscope. Médication topique. 1865.

GUINIER. Insufflateur du larynx et des fosses nasales; porte-caustique du larynx (1). (Bulletin de l'Académie impériale de médecine, 1er mai 1866.)

FOURNIÉ (Édouard). Insufflateur du larynx (2). (Bulletin de l'Académie impériale de médecine, 16 octobre 1866.) — Physiologie de la voix et de la parole. Paris, 1866. 1 volume in-8°.

KRISHABER. Instruction pratique à l'usage du laryngoscope. Paris, 1866.

GUINIER. Observation pour servir à l'histoire du larynx étudié au laryngoscope. (Gazette hebdomadaire de médecine, 1866, n° 16.)

FOLLIN. Polypes multiples du larynx, traités et guéris par la laryngotomie thyro-hyoïdienne. (Bulletin de l'Académie impériale de médecine. Séance du 18 septembre 1866.)

BIBLIOGRAPHIE ALLEMANDE ET ANGLAISE

CZERMAK. Der Kehlkopfspiegel und seine Verwerthung für Physiologie und Medizin. Zweite Auflage. Leipzig. Traduit en anglais et publié par la New Sydenham Society, vol. X. London.

TÜRCK. Praktische Anleitung zur Laryngoskopie. Wien, 1860. Traduit en français sous le titre : Recherches cliniques sur diverses maladies du larynx. Paris, 1862.

SEMELEDER. Die Laryngoskopie und ihre Verwerthung für die ærztliche Praxis. Wien, 1863.

TOBOLD. Lehrbuch der Laryngoskopie. Berlin, 1863.

BRUNS. Die erste Ausrottung eines Polypen in der Kehlkopfhœhle. Tübingen, 1863.

SIEVEKING. Pratical Remarks on laryngeal disease. London, 1862.

RUSSELL. On laryngeal Disease, etc. London, 1864.

GIBB. Diseases of the Throat, etc. London, 1864.

WALKER. On the Laryngoscope. London, T. Richards, 1864. (A most valuable pamphlet.)

JOHNSON. Lectures on the Laryngoscope, delivered at the College of Physicians. Robert Hardwicke, 1864.

SMYLY. Lectures on the Laryngoscope. Dublin, 1864.

(1) Construit par M. Mathieu.

(2) Construit par MM. Robert et Collin.

Reports of cases, and suggestions on the employment of the instrument, by Tonge, Mason, Buzzard, and many others in the *Med. Times and Gazette*, *British Medical Journal*, and *Medical Circular*.

Revues sur le même sujet dans the *British and Foreign Medico-Chirurg. Review*. London, octobre 1862, juillet 1864 et octobre 1865, un article original dans le même journal, janvier 1863, par M. Windsor.

APPENDICE

RHINOSCOPIE

Histoire. L'idée d'examiner les narines postérieures et les trompes d'Eustache en plaçant au fond de la bouche un miroir, dont la surface réfléchissante est dirigée obliquement en haut, paraît s'être présentée à l'esprit de Bozzini, Baumès, Wilde et probablement de plusieurs autres ; mais l'application pratique de cette méthode d'examen est due, sans aucun doute, au professeur Czermak. L'art de la rhinoscopie date d'un mémoire qu'il publia pendant le mois d'août 1859 (1). Depuis lors, Semeleder, Stoerk, Voltolini, Wagner, etc., etc., ont publié des travaux sur ce sujet. Mais le premier de ces médecins a surtout développé, simplifié et prouvé la valeur pratique de la rhinoscopie.

Théorie. La rhinoscopie repose sur un seul principe, celui de la réflexion ; et, comme pour la laryngoscopie, il faut éclairer les parties que l'on désire examiner. On place un petit miroir à la partie postérieure de la gorge, sous un angle tel que les rayons lumineux qui le frappent soient réfléchis vers les fosses nasales,

(1) *Wiener Medizin Wochenschrift*. Aug. 6, 1859.

et en même temps l'image formée sur le miroir devient visible pour l'observateur.

Pratique. Pour examiner la partie postérieure des fosses nasales, il faut : 1° un petit miroir ; 2° un réflecteur ; 3° un abaisse-langue ; 4° un crochet-palatin pour soulever la luette et la porter en avant. Le miroir est construit comme le miroir laryngien, mais sa surface réfléchissante ne doit pas avoir plus des cinq huitièmes d'un pouce en diamètre, et il convient qu'il soit fixé à angle droit sur sa tige. Le réflecteur est le même que celui qui est employé en laryngoscopie. L'abaisse-langue sera fait de telle sorte que la partie introduite dans la bouche ait un pouce de plus de longueur et forme avec le manche un angle plus aigu que dans l'instrument ordinaire. Le crochet palatin est généralement en argent d'Allemagne. Sa longueur est d'environ quatre pouces, il est étroit vers l'extrémité fixée au manche, et il s'élargit graduellement vers l'extrémité opposée ; celle-ci se courbe à angle droit, un quart de pouce avant son extrémité. Cet instrument, quoique conseillé par Czermak, est rarement utile. Ce professeur recommande d'en avoir de grandeurs et de courbures différentes, et il dit en outre qu'il est utile dans quelques cas d'en avoir de fenêtrés.

L'examen se pratiquera de la manière suivante : la lampe étant placée dans la même position que pour la laryngoscopie, l'observateur dirigera avec le réflecteur les rayons lumineux vers la partie inférieure de la gorge. Le malade sera debout, la tête droite ou légèrement inclinée en avant (comme le conseille Moura-

Bourouillou), afin que la luette pende en avant : on engage alors le malade à ouvrir largement la bouche, et l'on presse la langue en bas et en avant avec l'abaisse-langue ; on introduit ensuite le miroir et on le place à la partie postérieure de la gorge (son bord supérieur un peu au-dessus de la luette), de manière que la surface réfléchissante forme avec l'horizon un angle d'environ 130°. Si la luette est attirée en haut et en arrière, on apprend au malade à ménager l'expiration ou à produire quelque son nasal. Il faut éviter toute inspiration profonde et forcée. Le praticien trouvera un grand avantage à introduire d'abord le petit miroir entre le pilier antérieur et la luette, d'un côté, puis de le retirer et de l'introduire de nouveau de la même manière du côté opposé. Par ce moyen il examinera d'une manière complète les *narines postérieures* et en inclinant le petit miroir d'un côté, puis de l'autre il verra les orifices des trompes d'Eustache. Après avoir introduit le miroir comme nous venons de l'indiquer, l'observateur peut le fixer en reposant ses troisième et quatrième doigts sur la mâchoire inférieure du malade. Comme je l'ai déjà dit, le professeur Czermak recommande l'emploi du crochet-palatin pour soulever et porter en avant la luette. Ce procédé réussit quelquefois lorsque la sensibilité du pharynx est émoussée et que la luette est longue, mais il m'a bien rarement facilité l'examen des orifices postérieurs des fosses nasales. Lorsqu'on emploie le crochet-palatin, il faut d'abord le chauffer, puis le passer derrière la luette, qu'on porte ensuite doucement en avant. J'avais fait construire un instrument dans lequel le miroir était fixé à l'abaisse-langue, mais j'ai appris depuis qu'un rhinoscope semblable était employé et fortement recommandé par le docteur Voltolini (de Breslau). Sur la partie linguale de l'abaisse-langue se trouve une petite rainure dans laquelle glisse le manche du miroir, lequel peut ainsi être poussé plus ou moins loin dans le pharynx suivant les dimensions de la bouche. Cette combinaison de l'abaisse-langue et du miroir sera réellement fort utile dans les cas où il existera un grand espace entre la luette et la paroi postérieure du pharynx, et lorsque le sujet pourra supporter le crochet-palatin.

Image nasale. L'image rhinoscopique que donne le miroir est très-différente de l'aspect que présentent ces parties considérées au point de vue de leur composition osseuse. D'un autre côté, ces parties étant rarement exposées dans les salles de dissection, le débutant dans l'étude de la rhinoscopie a peu de données sous le rapport de l'apparence des narines vues d'arrière en avant. Avec le miroir on voit rarement toute l'étendue des fosses nasales postérieures, parce que la partie molle du palais en masque généralement le tiers inférieur.

La figure ci-jointe est la reproduction d'un dessin des narines postérieures d'une femme dont la luette avait été enlevée plusieurs années auparavant (1).

Le dessin est aussi exact que possible quant à la forme et aux dimensions, mais il a été fait d'après un certain

(1) La luette a été cependant représentée dans le dessin afin de rendre la figure plus intelligible.

nombre d'images prises en tenant le miroir dans différentes positions.

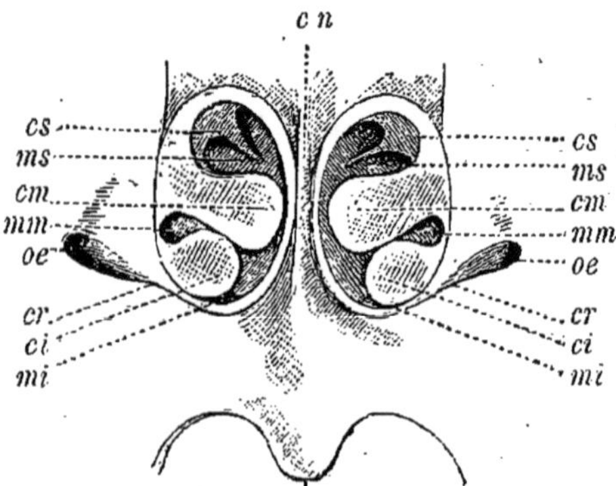

Fig. 39. — Fosses nasales postérieures, comme on les voit dans la rhinoscopie.

cn. Cloison du nez.
cs. Cornet supérieur.
cm. Cornet médian.
ci. Cornet inférieur.
ms. Méat supérieur.
mm. Méat médian.
mi. Méat inférieur.
oe. Orifice de la trompe d'Eustache.
cr. Crête limitant l'orifice de la trompe d'Eustache et le bord inférieur des fosses nasales.

Au milieu on voit la cloison des fosses nasales (*cn*). Dans cette partie, la membrane muqueuse est extrêmement mince et paraît presque blanche à cause de la saillie de l'os placé au-dessous.

Généralement, la cloison est inclinée d'un côté, le plus souvent à gauche, elle est rarement autant symétrique que dans la figure précédente.

On voit de chaque côté, se détachant de la paroi externe des fosses nasales et s'avançant en dedans vers la cloison, les cornets moyens (*cm*) recouverts d'une membrane muqueuse pâle (au-dessous de laquelle on rencontre souvent quelques fibres musculaires); ils se présentent sous l'aspect de deux tumeurs oblongues ressemblant beaucoup à des polypes (1). Les cornets supérieurs sont peu distincts; ils se montrent sous l'aspect d'une saillie étroite de forme triangulaire dont le sommet se dirige en bas, en dedans et en arrière. A la partie inférieure des fosses nasales on voit les cornets inférieurs qui ressemblent à deux tumeurs solides, arrondies, de couleur pâle, et qui s'avancent beaucoup moins vers la cloison que les cornets médians. Les méats supérieurs (*ms*) sont les plus larges des trois espaces vides situés entre les cornets; les méats moyens (*mm*) sont plus distincts vers la paroi externe des fosses nasales, et les inférieurs (*mi*) apparaissent seulement sous l'aspect d'une étroite ligne noire. De chaque côté des cornets inférieurs, plus en arrière et sur un autre plan, on voit les orifices des trompes d'Eustache; ils se présentent sous l'aspect d'une ouverture irrégulière tournée en bas et en dehors. « Le bord supérieur et postérieur de la trompe d'Eustache étant taillé en biseau, la surface interne de la lèvre antérieure pénétrant dans la paroi du pharynx a une couleur plus claire que celle de la muqueuse environnante et présente une teinte jaune que lui communique le cartilage sous-jacent. » (Walker.)

On voit encore une crête (*a*) s'étendant en bas et en dedans du bord inférieur de chaque orifice d'Eustache

(1) Les cornets moyens ressemblent tellement aux polypes qu'il n'y a pas longtemps qu'un chirurgien, — peu familiarisé avec la rhinoscopie, — m'envoya un malade chez lequel il croyait avoir découvert un polype dans chaque narine. Ce ne fut qu'après lui avoir montré plusieurs cas semblables qu'il fut convaincu que ces prétendus polypes n'étaient en réalité que les cornets à l'état normal.

(produite par la saillie du muscle élévateur du palais de chaque côté), et une dépression de la membrane muqueuse sur le bord supérieur de l'ouverture d'Eustache, s'étendant en haut et en dedans. Au-dessous des fosses nasales se rencontrent la partie molle du palais, la luette, etc.

Difficultés spéciales. Les principales difficultés de la rhinoscopie résident dans la longueur et la largeur de la luette et dans le peu d'espace qui existe entre les piliers antérieurs du voile du palais et la paroi postérieure du pharynx. Le premier obstacle peut être surmonté en suivant les indications que nous avons déjà données; quant au second, il est insurmontable. Dans quelques cas il est impossible de pratiquer la rhinoscopie, et en examinant la gorge il est facile de voir si cet espace est suffisant pour permettre une exploration des fosses nasales postérieures.

Usages de la rhinoscopie. Quoique d'un usage comparativement limité et d'une application difficile, l'art de la rhinoscopie est très-utile dans l'oblitération des fosses nasales causée, soit par des polypes, soit par l'épaississement de la membrane muqueuse, dans l'ozène et dans les ulcérations de diverse nature des parties molles et dures de la partie postérieure du nez. Dans les cas de surdité dépendant d'une oblitération de la trompe d'Eustache, ce moyen d'exploration permet au praticien d'établir le diagnostic et de pratiquer le cathétérisme de la trompe d'Eustache avec sûreté et précision. Les médecins qui s'occupent des maladies de l'ouïe divergent d'opinion sur l'importance du traitement dirigé vers les trompes d'Eustache, mais je pense que, lorsque ce mode de traitement est adopté, l'utilité du miroir est hors de toute discussion. Les docteurs Gruber et Politzer (de Vienne) emploient la rhinoscopie dans les cas de maladie des trompes d'Eustache. Les deux observations suivantes montreront la valeur de la rhinoscopie, et nous appelons l'attention sur le cas très-intéressant de polype nasal, publié en janvier 1864 dans le *Medical Circular*, dans lequel le docteur Johnson employa le rhinoscope avec le plus grand succès.

VINGT-QUATRIÈME OBSERVATION.

Oblitération de la fosse nasale gauche produite par l'épaississement de la membrane muqueuse recouvrant le cornet moyen gauche. Sensation constante de gêne dans le nez, impossibilité de faire passer l'air par la narine gauche. Guérison par un traitement local.

Madame E..., âgée de quarante et un ans, s'adressa à moi en juin 1863, se plaignant d'une sensation constante de gêne et d'un picotement désagréable dans le nez. Depuis trois ans elle ressentait une sensation de froid dans la tête ; il n'y avait aucun écoulement par le nez. Elle était constamment excitée à renifler par la narine gauche. Elle avait pris de nombreuses purgations et aspiré de l'alun par la narine gauche, mais sans résultat. La conformation des parois était favorable à l'exploration rhinoscopique, et le miroir montra que la membrane muqueuse enveloppant le cornet moyen était si gonflée qu'elle obstruait complétement l'espace nasal gauche. La muqueuse était fortement colorée en rouge. Avec un pinceau recourbé, j'appliquai diverses solutions caustiques sur les parties malades. J'employai pendant plusieurs semaines des solutions de nitrate d'argent, de sulfate de cuivre et d'iode; ce dernier médicament produisit les plus heureux effets. Au bout de quatre mois, les symptômes subjectifs de la maladie avaient cédé et la malade se considérait comme guérie. L'état inflammatoire avait disparu, mais la membrane muqueuse était encore gonflée, quoique sans congestion. Quatre mois après la dernière application médicamenteuse la malade était parfaitement guérie.

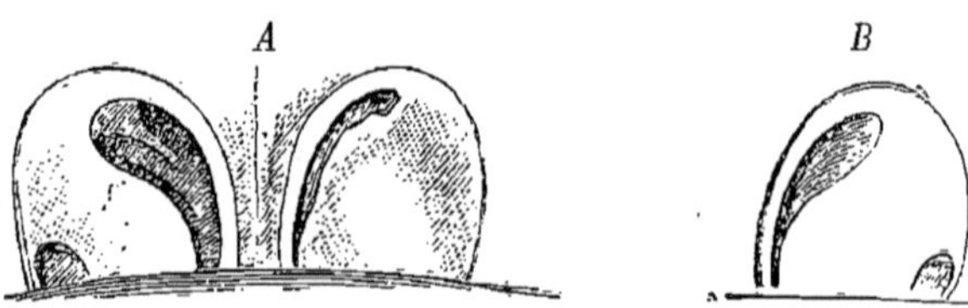

Fig. 40. — Gonflement de la membrane muqueuse des narines postérieures.

A. La membrane muqueuse recouvrant le cornet moyen de la fosse nasale gauche (la droite dans la figure) est tuméfiée au point d'obstruer le passage nasal.
B. Le gonflement de la membrane muqueuse est en partie dissipé.

A et B de la figure 40 montrent l'état des parties avant et après le traitement.

VINGT-CINQUIÈME OBSERVATION.

Ozène datant de deux ans, produit par des ulcérations siégeant sur le vomer et sur le cornet moyen droit. Guérison par un traitement local.

Hy. W..., cordonnier, âgé de quarante et un ans, vint à l'hôpital pour les maladies de la gorge en janvier 1864. Il se plaignait d'un écoulement du nez et de la gorge, qui le faisait souffrir depuis un an. Le larynx était sain; mais on distinguait nettement une ulcération siégeant à la partie supérieure de la cloison, et une autre sur le cornet moyen droit. En sondant l'ulcère de la cloison, avec une tige en aluminium convenablement courbée, on sentait très-bien les rugosités de l'os. Deux ans avant, le malade avait eu une atteinte

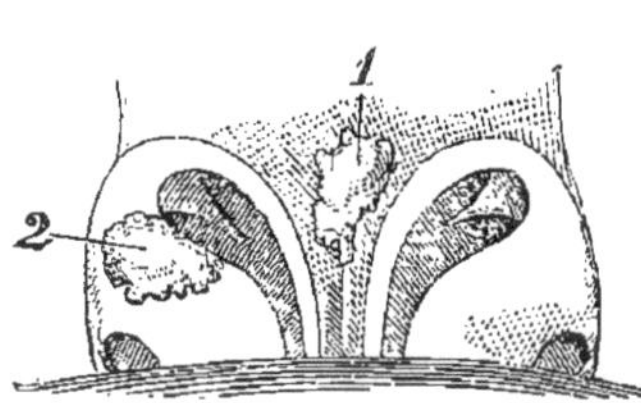

Fig. 41. — Ulcération des narines postérieures, cause d'ozène.

1. Ulcère de la cloison.
2. Ulcère du cornet moyen droit.

de syphilis constitutionnelle. L'iodure de potassium à l'intérieur et des applications locales de nitrate d'argent amenèrent une guérison complète en six semaines.

Ces observations ont été choisies parmi un grand nombre qui ont été également traitées avec succès.

Le lecteur consultera avec avantage les ouvrages suivants sur la Rhinoscopie :

BIBLIOGRAPHIE.

SEMELEDER. Die Rhinoskopie und ihr Werth für die ärtzliche Praxis. Leipzig 1862.

VOLTOLINI. Monographische Arbeit zur fünzigjahrigen Jubelfeier der Universitat. Breslau, Août 1861. — Divers articles dans VIRCHOW'S Archiv für pathologische Anatomie; Jahrbuch der Gesellschaft der Aerzte zu Wien; Deutsche Klinik (1860, 1861).

TABLE DES FIGURES

INDEX ALPHABÉTIQUE

PARIS. — IMP. SIMON RAÇON ET COMP., RUE D'ERFURTH, 1.

BOUCHUT. Traité pratique des maladies des nouveau-nés, des enfants à la mamelle et de la seconde enfance, par le docteur E. Bouchut, professeur agrégé à la Faculté de médecine, médecin de l'hôpital des Enfants malades. *Cinquième édition,* corrigée et considérablement augmentée. Paris, 1866. 1 vol. in-8 de 1024 pages, avec 257 figures. . . . . 14 fr.

Ouvrage couronné par l'Institut de France.

CZERMAK. Du laryngoscope et de son emploi en physiologie et en médecine, par le docteur J.-N. Czermak, professeur de physiologie à l'université de Pesth. Paris, 1860. In-8 avec deux planches gravées et 31 figures. . . . . 3 fr. 50

DESORMEAUX. De l'endoscope, de ses applications au diagnostic et au traitement des affections de l'urèthre et de la vessie, leçons à l'hôpital Necker, par A.-J. Desormeaux, chirurgien de l'hôpital Necker. Paris, 1865. In-8 de 190 pages avec 3 planches chromolithographiées et 10 figures. . . . . 4 fr. 50

LANCEREAUX. Traité historique et pratique de la syphilis, par le docteur E. Lancereaux, chef de clinique de la Faculté de médecine de Paris. Paris, 1866. 1 vol. gr. in-8 de 800 pages avec 3 planches gravées et coloriées. . . 15 fr.

LUYS. Recherches sur le système cérébro-spinal, sa structure, ses fonctions et ses maladies, par le docteur J.-B. Luys, médecin des hôpitaux de Paris. Paris, 1865 1 vol. gr. in-8, d'environ 700 pages, avec atlas gr. in-8 de 40 planches lithographiées et texte explicatif. Figures noires. . . . . 35 fr.

— Le même, figures coloriées. . . . . 70 fr.

REVEIL. Formulaire raisonné des médicaments nouveaux et des médications nouvelles, suivi de notions sur l'aérothérapie, l'hydrothérapie, l'électrothérapie, la kinésithérapie et l'hydrologie médicale. *Deuxième édition,* revue et corrigée. Paris, 1865. 1 vol. in-18 jésus, XII-696 pages avec 48 fig. . 6 fr.

ROBIN (Ch). Leçons sur les humeurs normales et morbides, professées à la Faculté de médecine de Paris, par Ch. Robin, membre de l'Institut de France (Académie des Sciences), professeur à la Faculté de médecine. Paris, 1866. 1 vol. in-8 de 848 pages, avec 24 figures intercalées dans le texte. . . . . 14 fr.

ROBIN. Histoire naturelle des végétaux parasites qui croissent sur l'homme et sur les animaux vivants, par Ch. Robin. Paris, 1853. 1 vol. in-8 de 700 pages, accompagné d'un bel atlas de 15 planches, dessinées d'après nature, gravées, en partie coloriées . . . . 16 fr.

TROUSSEAU. Clinique médicale de l'hôtel-Dieu de Paris, par A. Trousseau, professeur de clinique interne à la Faculté de médecine de Paris, médecin de l'Hôtel-Dieu, membre de l'Académie de médecine. *Deuxième édition*, corrigée et augmentée. Paris, 1865. 3 vol. in-8 de chacun 800 pages. . . . . 30 fr.

TURCK. Recherches cliniques sur diverses maladies du larynx, de la trachée et du pharynx, étudiées à l'aide du laryngoscope, par le docteur Ludwig Turck, médecin en chef de l'hôpital général de Vienne (Autriche). Paris. 1862. In-8 de VII-100 pages . . . . 2 fr. 50

TURCK. Méthode pratique de laryngoscopie, par le docteur Ludwig Turck, médecin en chef de l'hôpital général de Vienne. Édition française, publiée avec le concours de l'auteur. Paris, 1861. In-8 de 80 pages, avec une planche lithographiée et 29 figures intercalées dans le texte. . . . . 3 fr. 50

VALLEIX. Guide du médecin praticien, ou résumé général de pathologie interne et de thérapeutique appliquées, par le docteur F.-L.-I. Valleix, médecin de l'hôpital de la Pitié. *Cinquième édition,* entièrement refondue et contenant le résumé des travaux les plus récents, par P. Lorain, médecin des hôpitaux de Paris, professeur agrégé de la Faculté de médecine de Paris, avec le concours de médecins civils et de médecins appartenant à l'armée et à la marine. Paris, 1866. 5 beaux volumes grand in-8, de chacun 800 pages avec figures. . . . . 50 fr.

PARIS. — IMP. SIMON RAÇON

www.ingramcontent.com/pod-product-compliance
Ingram Content Group UK Ltd.
Pitfield, Milton Keynes, MK11 3LW, UK
UKHW021044200726
13857UKWH00003B/816